Beautiful Life

Beautiful Life

京都の名医がおしえる「やせる食べ方」

# 京都名醫的
# 吃到飽減重法

## 醫生親證有效，瘦身不受苦的限醣飲食法

醫生・日本京都高雄醫院理事長 江部康二——著　朱麗真——譯

【暢銷改版】

推薦序

# 順應大自然法則，追求身體的代謝平衡

難怪這本書暢銷！

這是一本非常好讀的書，閱讀中感受到作者彷彿就在身邊，既耐心又細心地指導正在限醣飲食計劃的你。

我因著受邀寫推薦序文，才接觸到這位京都名醫的減重理論，感謝江部醫師把艱澀的營養代謝理論，用實際案例搭配解說。除此之外，在生活執行面，他提出減重者知道但做不到的諸多解決方法，只有在累積大量臨床經驗，感同身受減重者的需求，才能提出這麼多溫暖的支持。

我常年在企業公司和機構團體演講，講的多半是如何有效又能輕鬆減重的主題，也長期開設減重班，強調找到適合自己代謝體質的食物，吃對了，全身細胞獲得正確的燃料，就像汽車加對了油，車子才能有效地運轉，跑得快又好。

近三年來不管是在演講場域，或者來上減重班的同學，常常直接詢問我：「生酮飲食好不好？我現在正在減醣，把飯類都拿掉不吃，可以嗎？」

有時候很難三言兩語去回答這樣的問題，因爲每個人的代謝體質眞的大不同，一樣米養百樣人，一樣的飲食計劃有人適合，但有人確實不適合；幫助一位減重者，最重要的是要先讓他知道自己的代謝型態屬於：醣質型（素食）、混合型（素葷參半）、蛋白質型（肉食）的哪一型，再來實行比較可以上手的飲食計劃，像蛋白質型的人進行生酮飲食、限醣飲食就容易些，醣質型的人選擇素食或蔬食少肉類飲食計劃是很相應的。

確實在亞洲地區的飲食中，較容易攝取到多量的醣類食物，一方面取得容易，各式飯類、麵包、蛋糕還有水果（臺灣可是水果寶島）幾乎是隨手可得，一方面這些食物實在好吃，馬上可以提供身體能量和紓壓感。

我非常欣賞作者體諒減重者想吃美食，但又怕胖的痛處，因此，在書中教導如何循序漸進採用三種限醣飲食：標準限醣、超級限醣及迷你限醣飲食，對於每一種限醣飲食也有其定義和量的概念，還在書的最後附錄提供各種食物含醣量的參考資料，讀者認真按照書中的說明進行，找到適合自己的限醣階段，認真反覆閱讀書中所說，相信確實能夠體驗到減醣後的各項改變。

最後提出我支持江部醫師的幾項論述，因爲和我輔導千位以上減重者的經驗不謀而合，包括：

一、不運動也能瘦：減重前四週不做運動，此時運動容易飢餓，也會吃更多。把吃對食物的功課做好，觀察自己身心的變化，減輕一些體重再開始運動，會愛上運動，減重才能持續。

二、可以喝酒的減重法：限醣飲食選擇不含醣的蒸餾酒（如：威士忌、白蘭地），少喝或不喝發酵酒（如：啤酒、日本清酒），這樣的飲酒區分也適合三高和尿酸高的患者參考。

三、不需要忍耐，所以可以持久：復胖率高，大多是採用忍耐少吃，或者低卡路里的飲食計劃，終究無法忍耐多時而慢慢吃回來，體重當然也會加倍奉還。減重要吃好的、有飽足感的食物，應該包含好醣、好油、好蛋白質。好醣食物如果能依照江部醫師三種限醣飲食進行，確實能享受吃好吃飽又能減少體重的幸福。

順應大自然法則，追求身體的代謝平衡，才能持久並且獲得該有的益處。

袁毓瑩 營養師
代謝型態（股）公司 創辦人

推薦序

# 讓您的減重計畫輕鬆上手

從事臨床營養工作十餘年，協助過無數的民眾減重。過去民眾減重的目的是以改善外在身材爲重，但是近幾年，就診民眾可分爲兩大群，分別爲自身已有慢性病發生的個案，另外一群民眾則是長年嘗試坊間各類減重方式，已傷及身體而負傷來的民眾，希望尋求營養師能爲其減重及提升健康指數。

其實眞的很高興減重民眾漸漸已瞭解到，減重這件事對於自身健康的重要性遠大於外在的美觀。但也不免爲民眾感到難過，花了很多時間及金錢，到頭來卻傷及到自身寶貴的健康。

近年來歐美學者紛紛提到，「生活型態」的改變對於預防慢性疾病的發生是非常重要的。台灣過去為農業社會，大家都是粗茶淡飯，直到後來經濟起飛，西式外來飲食文化蔚為風尚，其後隨處可見的飲料站、各式中西式糕點，已完全顛覆了國人的飲食型態及份量。

這些飲食存在很多危機，特別是每日醣類（碳水化合物）攝取過多，會使身體分泌大量胰島素，促使身體的組織對脂肪酸的吸收及儲存，其後因高量胰島素分泌，會導致血糖快速下降而發生更大的飢餓感。

另外，高醣飲食也會讓人情緒不穩，有睡眠不佳及皮膚疾病等問題。

江部康二醫師提倡想要減重的民眾應該要從限制醣類攝取開始，這觀念在近幾年很多的醫學研究中也都有指出。

就台灣民眾的飲食現況來看，我認為這對於執行減重計劃的民眾是非常重要的。作者也舉出非常多的生活實例給予建議，並用淺顯易懂的字詞解釋生理學的原因，而不是無根據的長篇大論。

對於大多數的民眾，減重時要執行熱量換算是一件頗爲艱難的任務，往往減重屢敗的次數多過於手指頭可數，若是您還在找尋各類減重方法，不如先輕鬆地從生活中執行限制含醣量高的飲食技巧開始，相信這本書的建議絕對可以讓您的減重計畫輕鬆上手。

蕭慧雯
中國醫藥大學附設醫院臺北分院營養師

# 以最自然的飲食，找回原始的美麗

我們所推薦的飲食法叫做「限醣飲食」，是要減少「醣類」攝取的飲食法。有人說它是美食減肥法，因為**肉類**、**油炸類**、**快炒類**、**魚類都隨你吃**，既能享用全世界的好吃料理，又能達到瘦身的效果。

而且**想吃多少就吃多少，完全沒有問題**，所以也有人稱它為「飽食減肥法」。此外，只要慎選種類，**還可以喝酒**。

美食盡量吃，也可以喝酒，跟過去「這也不能吃、那也不能吃」的減肥法相比，大家似乎都愛這種作夢般的幸福減肥法。

加上**不需要花時間計算卡路里，也不需要運動**，簡單又輕鬆，甚至有人稱它是「懶人減肥法」。

好處這麼多，或許有人反而起疑竇。不過，限醣飲食的減重效果已經獲得醫學證實，不但效果非常好，也是安全又健康的飲食法。

對於大家能夠喜歡這個方法，我感到十分欣慰，說它是美食減肥法，又說它是懶人減肥法。但是開發這個飲食法的目的，並不是爲了讓人輕鬆減肥。

限醣飲食是治療糖尿病很好的方法，有超過一千三百位患者在我們的指導下這麼吃，有更多人是透過網路、書籍等知道這個飲食法，實際嘗試去做的高達數萬人，**當中有八成左右認真執行，在那些人身上幾乎都看到了治療效果**。

有鑑於糖尿病跟肥胖有很大的關係，治療時必須同時改善肥胖情形，**而限醣飲食的治療效果中當然包括減重**，因爲這個飲食法對減重非常有效，因此有愈來愈多非糖尿病患者也用這個方法減肥。美食減肥、飽食減肥只是結果，這個有助治療的飲食法只是碰巧容易做到罷了。從這個飲食法的本質來看，或許也是一個必然的結果。

好的治療餐也是一個好的美容法，這並不讓人意外，飲食對於健康、美麗都是很重要的。**限醣飲食對人來說，本來就是最自然的**。可能有人會對此感到意外，但是從人類的飲食歷史來看，應該就能夠理解。

人類據說是在四百萬年前出現在地球上，而開始種植米、麥等穀物，並把它們當成主食，不過是這一萬年的事，在那之前的三百九十九萬年，人類主要吃的是捕獲到的動物以及魚類，很少有機會吃到醣類，所以**人類的身體機制經過三百九十九萬年，已經適應少醣的飲食生活**。換句話說，高醣的飲食本來就不適合人類身體。

這種狀態直到半世紀以前都還好，因爲人們的運動量夠，吃的穀物也不是現在的白米、白麵粉，而是糙米以及全麥麵粉，即使吃下很多醣類，胰島素這個肥胖荷爾蒙還不至於分泌過度。

但是**現代的飲食生活有很多肥胖荷爾蒙**，這麼多人有肥胖以及糖尿病的問題，其實是高醣飲食的壞處浮出表面的結果。

也就是說，現代人容易肥胖，是因為攝取過多醣類的緣故。

飲食限醣對人類來說是最自然的，所以**可以治病減肥，對美容也很好**，因為自然的飲食能夠讓人恢復本來的樣子，自然就能找回原始的美麗。

本書的第二章從醫學角度解釋飲食限醣可以減重的原因，如果覺得艱澀難懂，可以跳著看。

希望大家都能以最自然的飲食法，找回原始的美麗。

目錄

## 第2章 根據醫學觀點解釋減重原因



## 第3章 限醣飲食的驚人效果

# 第4章 不需強忍的輕鬆減重法

第5章 食品的選擇方法

## 第6章 這類食品需要小心



## 第7章 在飲食生活上下工夫

## 第8章 飲食限醣，讓你變美變健康

# 第1章

# 飲食限醣，開始減肥囉！

# 卡路里神話是騙人的！

很多人減肥減得很辛苦。

就像「代謝症候群」這個名詞廣為人知一樣，肥胖可說是最具代表性的現代病。為了美容、為了健康，對體重斤斤計較在先進國家已是全民運動。

雖然有不少人苦於肥胖，但相較於順利減重的人，在醫生眼中，減重失敗的人好像比較多。

有這麼多人減重失敗我並不會感到訝異，因為直到現在，就連醫界也不是很清楚人爲什麼會胖，又該如何減重。

不少效果差的減重法流傳世面，還被誤以爲是正確的，彷彿減肥就得對抗生理機制。

最荒謬的就是卡路里神話——「相同卡路里的食物，其致胖、減重效果都一樣」。但是大家不覺得奇怪嗎？

嘗試過各種減肥法的人一定都有過實際體驗，有些飲食容易胖、有些容易瘦。不只是醫生，就連很多專家都會這麼說：「會胖是因爲攝取了過多卡路里，跟吃什麼沒有關係。」

**但是，最近的研究終於證明，卡路里減肥法是錯誤的。**

## 致胖關鍵是醣類的量

「限制卡路里與脂肪，不如限制醣類攝取，減重效果會更好。」歸納出這個結論的研究在這三、四年間，陸續發表在權威性的專業期刊上。

最具代表性的就屬發表於《新英格蘭醫學雜誌》（*The New England Journal of Medicine*）與《美國醫學會期刊》（*Journal of the American Medical Association*）的兩篇論文，在此不詳述內容。這兩份期刊都是全球最被信賴的醫學專業期刊，能夠獲得刊登的論文都經過嚴格把關，內容非常值得信賴。

因此，我們可以說卡路里減肥法的謬誤已經得到這些研究的證實。

此外，以下兩點也已經獲得醫界證實：

**一、即使卡路里相同，也會因為飲食內容的不同，導致減重程度不同。**

**二、減少卡路里與脂肪的攝取，倒不如減少醣類的攝取，更容易瘦下來。**

所以我們會覺得「有些吃法容易瘦」是正確的。

但是可能有人會對第二點感到意外。減少卡路里的攝取意味著要少吃，少吃會瘦很好理解，但是減少醣類攝取則代表要少吃米飯、麵包、麵食，換句話說，肉、魚等較油的食物可以多吃。

爲什麼吃油膩的食物反而能減去身體脂肪，讓人瘦下來？這點眞是讓人百思不得其解。

其實，理由跟人的生理機制有關。

## 吃進醣類，身體會分泌肥胖荷爾蒙

大家聽說過「胰島素」這個物質嗎？它是人體的荷爾蒙之一，是人類生存所不能缺少的重要物質。

胰島素有各種作用，其中最重要的是將血液裡的葡萄糖，也就是血糖轉換成能量供身體使用，失去這個作用時將危及性命。當胰島素無法正常分泌、無法正常作用時，就會罹患糖尿病。

不過，這個重要的荷爾蒙也不能分泌太多。

胰島素也有讓身體儲備脂肪的作用，過著會分泌過多胰島素的生活，人會愈來愈胖，因此**胰島素又被稱為「肥胖荷爾蒙」**。爲什麼少吃米飯、麵包、麵食等的醣類就會瘦？關鍵就在這個肥胖荷爾蒙胰島素。因爲，**胰島素只在攝取醣類時會大量分泌**。

胰島素會在血糖變多時大量分泌。

葡萄糖是醣類的一種，用餐時吃下含醣的食物，經消化後會將它轉化爲葡萄糖，葡萄糖進到血液後血糖值會升高，此時胰島素就會登場。

會讓血糖急速增多的只有醣類，脂肪以及蛋白質幾乎不會造成增加；胰島素只有在攝取醣類時會大量分泌，而吃下脂質以及蛋白質時幾乎不會分泌。

也就是說，**飲食攝取醣類愈多，身體會分泌愈多的肥胖荷爾蒙**，所以食用大量醣類的飲食型態，會讓身體變得容易囤積脂肪、容易胖。相反的，**只要少吃醣**

**類，身體就不大會分泌肥胖荷爾蒙，所以減少醣類攝取就容易瘦下來。**瞭解人體機制後，就會知道這是很自然的原理。

# 限醣飲食要這樣吃

我們提倡的減肥法只要在飲食上限制醣類，方法很簡單，接著就來介紹該怎麼吃。首先，我將這個飲食法的特徵歸納爲以下十點。

限醣飲食的十大守則：

一、魚貝、肉、豆腐、納豆、起司等，主成分爲蛋白質及脂質的食品要確實攝取。

二、盡量避免攝取醣類，尤其是白色的麵包、白米、麵食以及零食、白砂糖等精製的醣類。

三、主食最好是未精製的穀物，像是糙米、全麥麵粉等。

四、少喝牛奶、果汁等飲料，最好喝無添加物的豆漿、水、日本煎茶、麥茶、烘焙茶等。

五、醣類含量少的蔬菜、海藻、菇類等可適量攝取，水果少量就好。

六、要積極攝取橄欖油以及魚油（EPA、DHA），並減少攝取亞麻油酸。

七、可以吃美乃滋及奶油，但要是無糖的美乃滋。

八、可以喝蒸餾酒（日本燒酒、威士忌、白蘭地等）。但是釀造酒（啤酒、日本清酒等）少喝。

九、零食以及下酒菜要以起司、堅果類爲主，適量就好，不可以吃糕餅以及水果乾。

十、盡量選擇不含化學合成添加物的食品。

以上爲「限醣飲食的十大守則」，是限醣飲食的精髓，這是**不吃主食，只吃配菜，但是更顧及健康的吃法**。如果能夠以此爲準則選擇食物，吃的量沒有特別限制，只要不是極端的大胃王，可以吃到肚子飽了、滿意爲止。

食品的選擇也很簡單，只要知道並記得哪些食品的醣類含量高即可。在本書的最後，我們把應該少吃的代表性食品整理成表，請牢記在心。其實大部分的食品不需要記，都能很快知道它的醣類含量高，所以並不難，**只要避開屬於主食的白飯與麵包、義大利麵等麵食，以及薯類、南瓜等蔬菜，和吃起來甜的食物就大致OK**。

**限醣飲食的準則是，每餐攝取的醣類總量要少於二十公克**。食品的醣類含量請參考書末的表，不過它只是一個標準，**不需要每餐斤斤計較**，只要避開醣類含量高的食品就可以了。

跟計算卡路里不同，要注意的就只有這些，非常簡單，而且配菜部分可以自由食用。這跟辛苦計算卡路里的方式不同，可以輕鬆地持續下去。

# 先從迷你限醣飲食開始

接著要介紹限醣飲食的實際減重方法。

首先要記住，限醣飲食有三種類型，第一是**標準限醣飲食，一天三餐中，只有一餐可以攝取主食等的醣類，剩下的兩餐要避開包括主食在內醣類含量高的食品**。攝取醣類的那一餐可以是早餐可以是午餐，但不要是晚餐，因爲晚飯後要準備睡覺，全身都會休息，連大量消耗葡萄糖的大腦也要休息，葡萄糖不大被消耗利用，肥胖荷爾蒙所囤積的脂肪會直接留在體內，所以**晚餐最好不要吃主食**。

第二種是**超級限醣飲食，早中晚三餐都要避免醣類含量高的食品**，因爲只要不攝取醣類，血液裡的葡萄糖（血糖）就不會急速增加。

採用這個方法，一天中沒有任何機會讓肥胖荷爾蒙大量分泌，因此**減重效果最好，幾乎每個人的體重都能在幾天內開始下降，持續半年左右，就能降到標準體重並且維持下去**。

第三種是**迷你限醣飲食，一天三餐只有晚餐要避開高醣食品**，因爲三餐中只有一餐限食，做起來很輕鬆，不過體重的減少速度較慢。

限醣飲食次數愈多，減重效果愈好。但是會有人對不吃主食一事感到不安，這是因爲我們長久以來都以白飯、麵包爲主食，被要求不吃當然心生疑慮。

有疑慮的人請從迷你限醣飲食開始嘗試，體驗一餐不吃醣類的生活，應該會知道做起來還滿輕鬆的。

## 想立即見效，請採用超級限醣飲食

目的在減重時，爲了讓限醣飲食充分發揮功效，就不能讓身體分泌胰島素這個肥胖荷爾蒙，早日切換體質。所以**希望早日看到減重效果的人，就要先從超級限醣飲食著手**，將身體從容易囤積脂肪，變成容易燃燒脂肪的狀態，這可以從體重開始減輕來確認，雖然因人而異，不過體重大概在三天到一週內會開始下降。

因爲目的在讓身體變成易瘦體質，所以超級限醣的期間大概是一到兩週，之後改爲標準限醣或者迷你限醣，以維持不易囤積脂肪的身體狀態。

**基本上，就是用超級限醣切換體質，再用迷你限醣以及標準限醣來維持。**

當然，也可以持續超級限醣直到減到目標體重。

只不過限醣飲食的次數與減重效果因人而異，有些人單靠迷你限醣就能減輕體重，也有人適合標準限醣，甚至有少數人就算做了超級限醣也瘦不下來。這些人有遺傳性不易瘦體質，這種時候就需要再做些別的，我們之後會提出說明。

以上介紹了有效活用限醣飲食的方法後，實際上還可以再更有彈性些。

肥胖與肥胖荷爾蒙以及醣類絕對有關，限醣飲食確實可以減重，即使效果因人而異。但減少醣類攝取以及肥胖荷爾蒙就能有減重效果，這點是無庸置疑的。

所以不管採行的是迷你限醣或者標準限醣，請一定要試試限醣飲食法，你的身體一定能感受得到效果。

# 有些人身上帶有節儉基因

限醣飲食的減重效果非常好，很多人即使只做迷你限醣飲食，體重還是能慢慢減輕，只不過限醣次數少，體重掉得慢而已。不過效果還是因人而異，確實有些人的體質不容易瘦。

我有一位女性個案採行了超級限醣飲食，一個月下來體重只減少一公斤。雖然沒有確切證據，但是**不易瘦的人身上可能帶有節儉基因**。

研究學者在美國印地安人霹馬族身上**發現到降低基礎代謝的基因，並稱它是**

「**節儉基因**」。

基礎代謝是維持生命所需的最小能量，基礎代謝量低，代表靠少量的卡路里就能夠存活，是低油耗的人。這在過去糧食不豐足的時代，是非常有利生存的體質。但是在飽食時代，低油耗反而讓吃美式食物的印地安人體重極度增加。

事實上，有學者認爲有相當比例的日本人身上也有節儉基因。看到飲食限醣也瘦不下來的人，會覺得眞是如此。

以那位女性爲例，我破例讓她除了飲食限醣外，也控制卡路里，才終於開始瘦下來。根據我的經驗，這種人不到總人口的一成。

如果**飲食超級限醣兩週後，體重仍然沒有減少，有可能是帶有節儉基因**，這個時候請試著**減少兩成左右的食量**，體重應該就能往下掉。只不過，爲了早點看到成效而採取這種偏激做法是很危險的。

## 第1章 總整理

- 卡路里神話是騙人的。
- 控制卡路里，不如少吃醣類更容易減重。
- 攝取醣類血糖會增加，促進身體分泌肥胖荷爾蒙——胰島素。
- 所謂限醣飲食，是不吃主食，只吃配菜。
- 只要避免吃薯類、部分蔬菜以及吃起來有甜味的食品就對了。
- 限醣飲食有標準型、超級型、迷你型三種。
- 迷你限醣是三餐中的晚餐不吃醣類，所以可以輕易嘗試。
- 超級限醣是三餐都不能碰醣類，效果最好。
- 最好的做法是靠超級限醣變成易瘦體質，再藉由標準限醣或迷你限醣維持體重。
- 三種限醣類型都有效，不同處只在於減重速度。
- 有不到一成的人身上帶有節儉基因，屬於不易瘦體質。
- 超級限醣兩週後，體重卻沒有動靜，可能是帶有節儉基因。
- 有節儉基因的人除了超級限醣外，還要減少兩成食量。

第2章

# 根據醫學觀點
# 解釋減重原因

## 限醣比限制卡路里更能瘦下來的理由之一

# 會消耗更多卡路里

不管是飲食控制卡路里或者限制醣類的攝取，原則上，當消耗或者排出的卡路里多於攝取的卡路里，人就會瘦。

只是，一旦攝取大量醣類就會分泌大量的肥胖荷爾蒙，多出來的卡路里就會變成脂肪留在體內。換句話說，過往的減肥法之所以要限制卡路里，說到底，其實是因爲攝取了太多醣類。

而無視醣類與肥胖荷爾蒙的關係，減重效果就不佳。

但是，**只要少吃醣類，就算吃進稍多卡路里也不會胖**。這不是很不可思議嗎？就算肥胖荷爾蒙少，身體不容易囤積脂肪，但吃進超過身體所需的量不是會變胖嗎？

事實上，除了肥胖荷爾蒙少以外，還有幾個很重要的理由。

其中之一就是，**飲食攝取少量醣類較攝取大量醣類，身體會需要更多能量，需要消耗更多的卡路里**。

吃進身體的營養會變成兩種能量供人體使用，分別是葡萄糖的型態與脂肪酸的型態，這兩種能量人體都需要，但是隨著飲食習慣的不同，葡萄糖的來源也會不同。

攝取少量醣類，飲食提供的葡萄糖較少的人，得靠身體自行製造。自體肝臟製造葡萄糖的機制叫做「醣質新生作用」（Gluconeogenesis），飲食低醣的人，身體二十四小時都在新生醣類。

也就是說，不大吃醣類的人，會新生較多葡萄糖。

吃較多醣類的人，肝臟也會新生葡萄糖，只是比例較少。

靠飲食攝取醣類，經過消化變成血液裡的葡萄糖，也就是血糖，所以吃進體內的醣類愈多，血糖也會變多，就會有一段時間不需要進行醣質新生。也就是說，吃進愈多醣類，經肝醣轉換出的葡萄糖就愈少。

接下來就很重要了，**肝臟製造葡萄糖需要很多能量，也就是要消耗卡路里，**攝取較少醣類可以加速醣質新生=消耗更多卡路里。

- **攝取較少醣類可加速醣質新生作用，消耗更多卡路里**。

這就是飲食限醣後，攝取稍多卡路里也不會發胖的原因之一。

## 限醣比限制卡路里更能瘦下來的理由之二

# 能夠燃燒更多脂肪

限制醣類攝取更容易瘦，還有另外兩大理由。

第一個是，吃進大量醣類後，身體的脂肪會有一段時間是不燃燒的。但是**攝取少量醣類時，進食的同時身體的脂肪也會燃燒**。

另外一個理由是，飲食中醣類多時，一旦攝取過多卡路里，多出來的葡萄糖會變成脂肪留在體內。但是**少醣的飲食生活，過多的卡路里會被排出體外**。

前面提到人體需要葡萄糖與脂肪酸以取得能量，或許大家不常聽說「脂肪酸」這個名詞，但只要把它想成是食物裡的油就可以。

油在常溫下如果是液體，我們稱之爲油，固體則稱做脂肪，合起來就是油脂。油有玉米油、大豆油、芝麻油等植物油以及魚油，脂肪則有豬油、奶油、人造奶油等。

人一旦變胖，油會囤積在皮下以及內臟周圍，因爲在常溫下是固體狀，所以是脂肪，所謂的「體內脂肪」指的就是這個。雖然有些複雜，但是請分清楚。

每個人都要從葡萄糖與脂肪酸獲得能量，攝取大量醣類的人與不大攝取醣類的人的兩者比例不同。醣類多的人，身體會先消耗葡萄糖，反而不大利用脂肪酸。相反的，飲食攝取少量醣類的人會充分利用脂肪酸。

這影響了進食時燃燒身體脂肪的比例，以及吃進過多卡路里時，身體會採取的處理方法。

飲食主要攝取醣類的人，一用餐血糖就增加，飯後會有一段時間只消耗葡萄糖，而不大燃燒脂肪。而且一旦吃太多，多出來的葡萄糖的卡路里會變成脂肪留在體內，加上身體不大將脂肪變成脂肪酸加以運用，雙重作用下更容易囤積。

也就是說，飲食攝取大量醣類時：

- **飯後會有一段時間不燃燒體內脂肪。**
- **會分泌大量肥胖荷爾蒙，使多出來的卡路里（葡萄糖）容易變成身體的脂肪。**
- **身體不大利用脂肪酸，更不容易減去脂肪。**

這就是為什麼飲食攝取大量醣類時，吃進過多卡路里就會變胖的原因。

不大吃醣類的人因為血糖不大增加，所以進食時也持續消耗脂肪酸，也就是說，身體的脂肪仍會繼續燃燒。加上善於利用脂肪酸，吃進身體的多餘營養不會變成脂肪囤積體內，而會變成血液裡的脂肪酸，脂肪酸燃燒產生酮體（ketone bodies），如果量大於身體所需，便會隨尿液排出體外。酮體有熱量，等於在排出多餘的卡路里。

那麼，飲食攝取少量醣類時又會如何呢？

- **身體懂得利用脂肪酸，進食中體內脂肪仍繼續燃燒。**
- **多餘的卡路里不會變成體內脂肪，會變成血液裡的酮體。**
- **多餘的卡路里變成酮體，隨尿液排出體外。**

也就是說，少醣的飲食生活讓身體脂肪隨時保持在燃燒狀態，多餘的卡路里也會被排出體外。加上分泌出的肥胖荷爾蒙少，這就是飲食限醣之後，不限制卡路里也能瘦的理由。

# 攝取大量醣類好嗎？

不吃米飯、麵包、麵類等主食，容易被認爲是不健康的，有人擔心營養會不夠，也有人擔心只吃油脂、肉類容易發胖。

現代人認爲，要能從醣類、脂質、蛋白質這三大營養素平均攝取熱量，才算是均衡飲食。

這三大營養素的攝取比例分別是：醣類六十％、脂質二十％、蛋白質二十％。而根據厚生勞動省的調查，從一九七八年起的二十年以來，日本一直是這樣的飲食比例。也就是說，醣類的攝取量是脂質的三倍。

而這個普遍的趨勢不見得好，事實上，**這種飲食比例下的肥胖以及糖尿病人口反而增加了**。

但是論及肥胖人口增加一事，最先被怪罪的卻是卡路里攝取過多與食物裡的脂肪，也就是油。

也就是說，因為現代人吃得比過去多而且油，所以肥胖人口增加。

不過，經厚生勞動省的調查證實，日本人三餐攝取的脂肪量從一九九五年開始減少，三餐中脂肪佔的比例也從一九九七年開始減少。即便如此，這段期間糖尿病患者以及肥胖人口還是持續增加，如果說脂肪是導致肥胖的原因，那就太奇怪了。

不只是日本，**美國人也把脂肪當成肥胖問題的元兇，即使脂肪佔三餐比例從**

**一九七〇年便持續減少，這三十年間肥胖人口還是倍增。**順道一提，**在美國，脂肪所佔比例降低之後，取而代之增加的是醣類。**

最近有非常多的研究成果證實，飲食中的脂肪非但不是導致肥胖的元兇，也不是導致心血管疾病的主因。

# 壞脂肪說是不正確的

長期以來，人們信以爲眞的常識中有所謂的「壞脂肪說」，大家都相信吃進過多的脂肪容易導致肥胖，使膽固醇增加，進而阻塞血管使人生病，並且以爲植物油比動物油好，動物油有害身體。

但是已經有研究證實這是錯誤認知。

關於肥胖的幾個相當值得信賴的研究指出，**限制醣類攝取的人，會比限制卡路里與脂肪的人減輕更多體重**。翻閱《美國醫學會期刊》這本權威性專業期刊上的可信研究就可以知道，**造成肥胖的原因不是脂肪，而是醣類**。

脂肪使膽固醇增加容易生病的見解，也在最近的研究下有所改變。

現在已經知道，**心臟以及腦血管栓塞的疾病，原因不在飲食太油膩，而是肥胖**這件事情。相較飲食攝取過多脂肪的人，攝取過多醣類的人比較容易發胖，也容易得到血管方面的疾病，所以飲食中的油脂，跟肥胖以及疾病是沒有關連的。

另外，對膽固醇的看法也改變了。

主張**膽固醇並非血管疾病的致病原因，是因為「血管之所以堆積膽固醇，是因為血管持續發炎出現傷口，膽固醇因此集結以治癒傷口」**的論點慢慢站穩腳步。

植物油好、動物油危險也是誤解。

反倒是現代人因攝取過多植物油裡的主成分亞麻油酸（linoleic acid）而變

得不健康。現在也已經知道**動物油，特別是魚油裡的DHA以及EPA，對穩定情緒非常有幫助**。

所以，**吃太多脂肪容易胖、容易生病、動物性脂肪有害人體健康等都是誤解**。請採行限醣飲食，安心享受美食，健康減重。

# 就算不攝取醣類，頭腦一樣會運作

有人認爲不吃醣類頭腦便無法運作，因爲頭腦只消耗葡萄糖，不補充醣類的話，血液會缺少葡萄糖使頭腦無法運作，甚至很多醫生也都這麼認爲，這簡直是胡說八道。

**大腦會燃燒脂肪，生成酮體這個物質。**

研究人體機制的學問叫做生理學，生理學的教科書上也這麼寫，是個明確的科學事實。而且**即使三餐都不吃醣類，也不會發生血液裡缺少葡萄糖的狀況**。

第一章曾提到，人體有醣質新生作用，可以在肝臟利用胺基酸製造必須的葡萄糖。胺基酸是蛋白質分解後的產物，吃進大量蛋白質的限醣飲食不可能發生缺少葡萄糖的情況，**身體可以藉由醣質新生作用製造葡萄糖，要多少有多少**，這也是科學事實。

所以，就算**不攝取醣類，頭腦照常運作**。

事實上，飲食持續限醣的作家宮本輝先生就說，工作比以前更有效率。畢竟，若是大腦罷工的話，還寫得出小說嗎？

不過，這類錯誤認知自然有其原因。

開始無醣生活後，在身體適應之前，有些人會變得心神不寧，少了大量醣類進入身體似乎就坐立難安。這其實是所謂的**醣中毒**。

血糖激增，腦細胞會分泌血清素（serotonin），這是一種快樂物質，**習慣有醣類的生活，跟吸毒、濫用興奮劑等危險藥物一樣，有時會上癮中毒**。醣中毒的人在開始限醣後的三天內可能會情緒不穩，這是暫時性的，幾天到一個月內就能恢復穩定，請持續不要中斷。

# 什麼是脂肪容易燃燒的體質？

「脂肪容易燃燒的體質」這種說法經常耳聞，聽起來讓人似懂非懂的，但在醫學上代表什麼意思呢？我來簡單爲大家介紹一下。

首先，**脂肪容易燃燒的體質，是指會利用脂肪酸的體質**。

就像前面提到的，人體可以利用的能量有葡萄糖與脂肪酸兩種。吃進太多醣類，長期藉由飲食將葡萄糖大量送進血液，慢慢地身體將變得不吸收脂肪酸，不需要吸收脂肪酸的時間愈長，利用脂肪酸的機制就愈差。

只要飲食不攝取過多醣類，一天當中總會有機會用到脂肪酸，身體會更懂得怎麼吸收。也就是說，**葡萄糖大量存在於血液的時間愈短，身體就愈能夠燃燒使用脂肪酸，而且燃燒利用脂肪酸的機制愈活潑，也有益燃燒使用葡萄糖的機制。**

不管吃的是什麼，每個人都需要一定程度的葡萄糖，即使不從飲食攝取最後會成為葡萄糖的醣類，身體還是有醣質新生作用，利用蛋白質製造身體所需最低程度的葡萄糖，而且是一天二十四小時的穩定製造。

醣質新生作用會消耗能量，也就是在消耗身體的脂肪。

但是經常攝取醣類，血液裡的葡萄糖經常增加，隨時提供最低程度的葡萄糖，就不會起醣質新生作用，因此身體消耗的能量變少，身體裡的脂肪不會減少。

長時間穩定進行醣質新生作用，從結果來看可以減去身體的脂肪。

- **加速消耗脂肪酸。**
- **藉由醣質新生作用製造葡萄糖。**

這是輕鬆減去體內脂肪的條件，也就是脂肪容易燃燒的體質。

所以，**脂肪容易燃燒的體質指的是，會消耗脂肪酸，也會消耗葡萄糖的體質，飲食限醣之後就能獲得這種體質。**

## 第2章 總整理

- 少醣的飲食生活可促進醣質新生作用，消耗更多卡路里。
- 少醣的飲食生活使身體消耗更多脂肪酸，將多餘的卡路里變成尿中的酮體排出體外。
- 少醣的飲食生活，進餐的同時身體也消耗脂肪，提供能量。
- 不論在日本還是美國，即使三餐攝取的脂質量減少，肥胖人口還是增加。
- 吃太油容易發胖生病、動物性脂肪不好，這些把脂肪當成壞人的認知都是錯的。
- 醣類中毒者，經過幾天到一個月的時間就會恢復穩定。
- 飲食限醣，身體更容易燃燒脂肪。

第3章

# 限醣飲食的驚人效果

# 大致上的減重效果

接著要介紹飲食限醣時，體重會怎麼減輕。

**採用超級限醣法時，只要身上沒有節儉基因，在最初的一週內大概可以減少兩公斤**。前一兩週的減重速度快，之後會趨緩，**大部分的人會花半年到一年的時間減至原本的體重**，期間長短則跟多餘的脂肪量有關。

前一兩週的減重速度快，是因爲除了減少囤積體內的脂肪外，也排出水分的緣故。如果這段期間減輕兩公斤體重，有一公斤左右是水分。

這是切換到以脂肪爲主食的生活時會發生的現象，在斷食以及採行類似斷食的低熱量減肥法時也會發生。

當然，變成易瘦體質並且穩定後，減少的體重中就不再包括水，而眞正都是體內脂肪。

限醣後的前一兩週體重急速下滑，如果因此感到滿意又再恢復過往攝取大量醣類的生活，好不容易切換過來的體質會再度復原，拾回失去的水分，體重會快速恢復，**這跟停止極端低熱量減重法之後身體復胖，是同樣的道理**。

這段期間體脂肪確實減少，是眞正減去的體重，即使又開始原來的飲食習慣也不會立即復胖。但是持續攝取大量醣類，身體又再次大量吸收葡萄糖，就會恢復原樣。

重要的是，不要對一兩個禮拜的成效感到滿意，要持續限醣一段時間，讓身體確實切換成易瘦體質，穩定之後偶爾吃點醣類才不容易復胖。

想要擁有健康體態，則還是要持續迷你或者標準限醣，維持住已經切換成功的體質。

**切換到燃燒脂肪的體質所需要的時間，快則三天，大部分的人一週左右就能收到成效**，愈胖則愈花時間。

## 我也因爲限醣飲食成功減重

我自己也過著超級限醣的生活。

我是從二〇〇二年開始的，在那之前是標準的代謝症候群患者，因爲限醣飲食而有了戲劇性的改善。那麼就以我爲例，爲大家介紹限醣飲食的減重效果。

我現在（二〇一〇年）的身材是身高一六七公分、體重五十六公斤，跟學生時代相差無幾，不過這是開始限醣飲食後才得以維持的。我從四十幾歲開始有代謝症候群，五十幾歲時曾經胖到六十六公斤。之所以體重增加並不是我不重視養生，其實我比一般人更在乎健康。

我每個禮拜打兩三次網球，也會上健身房，在醫院吃的是糙米、魚、青菜，在家也很少吃油膩食物，吃魚比吃肉還多，跟一般中年人比算是很健康的。我運動、吃日式飲食、少油，當然也不攝取過多熱量。

也就是說，**當時的我飲食是日式風，每餐一定都吃飯，從預防肥胖的觀點來看，我可說是模範生。但是我的肚子卻從四十幾歲開始隆起，體重六十六公斤，比標準體重多了十公斤**。爲什麼會這樣，當時我也無法理解。

現在回想起來，應該是打完網球後做了不該做的事。

在每週兩次的練球後，我會留下來跟大家暢飲啤酒，最後再喝日本清酒收尾。當時不知道那種喝法根本就是要增胖的喝法，於是小腹不斷隆起，完全就是代謝症候群的樣子。

二〇〇二年我所服務的高雄醫院導入限醣飲食法，我很清楚它的成效，因此毫不遲疑地開始限醣飲食。

結果真的令我大吃一驚，患者們的資料當然都顯示出它的效果，但是親自試過之後才感到吃驚。

我的體重馬上減輕，過程是很標準的，**第一週減輕兩公斤，到下一週便減了三公斤，之後慢慢掉，結果半年內甩掉十公斤**。

我之所以開始限醣飲食是因爲發現得到糖尿病，我們家本來就有家族遺傳，身爲醫生，我當然很努力預防，可是還是出現代謝症候群，終於得到糖尿病。

所以**我等於是用自己的身體證明了我們以為的預防肥胖知識、預防糖尿病的方法有多麼不足，飲食攝取過多醣類有多麼危險**。

請大家放心，**只要限制醣類攝取，就能改善肥胖情形，也能預防糖尿病**。即使得到糖尿病，只要持續限醣飲食，就能過著跟正常人一樣的生活。

# 改喝減醣啤酒，減重十八公斤

接著介紹成功減重的女性案例。

二〇〇五年四月開始超級限醣飲食的S小姐，因為異位性皮膚炎在高雄醫院接受治療。異位性皮膚炎經過一年左右的治療已經好轉，但是體重卻開始增加。二〇〇五年當時她三十五歲，身高一六〇公分、體重六十四公斤，代表肥胖程度的BMI是二十五。

BMI是全世界最常用來判斷肥胖程度的指數，是體重（公斤）除以身高

（公尺）的平方。以S小姐爲例，就是體重六十四公斤除以身高一點六公尺的平方（二點五六）。

**BMI指數大於二十五就是肥胖，她符合肥胖基準。**

她跟一般女性一樣都喜好甜食，更愛喝啤酒，聽說每天要喝三到五罐的五百cc罐裝啤酒，讓肥胖情形更加嚴重。因此在我的強烈要求下，爲了減重開始超級限醣飲食。

開始超級限醣飲食之後，對S小姐來說，最難熬的就是不能喝啤酒，因此讓**她改喝減醣的啤酒風味氣泡酒。結果一年後的二〇〇六年五月，她的體重掉到五十六公斤，減少八公斤，之後仍順利減重，在一年十個月後的二〇〇七年二月，體重減到了四十六公斤。**

這是S小姐二十歲時的體重，找回了年輕時的體態，身體也變好了，當然，異位性皮膚炎的狀況也是穩定的。

改喝減醣啤酒應該是成功的因素之一，我也是因爲愛喝啤酒才發胖。**啤酒是酒類中最容易讓人發胖的**，因爲很容易喝過量。

S小姐花了一年又十個月減到標準體重，雖然較一般人長，但是大幅減輕十八公斤。所以限醣飲食的成效因人而異，但是都能自然、確實地減重。

# 十個月消除代謝症候群症狀

接著介紹男性成功減重的例子。

K先生於二〇〇六年五月開始超級限醣飲食，當時他的身高一六五公分、體重八十一公斤、BMI二十九點八，不但過胖，而且中性脂肪值與血壓都高，符合代謝症候群的診斷基準。

用來判斷代謝症候群的腹圍也很誇張，有一〇三點五公分，跟他說明代謝症候群的危險性後，開始了限醣飲食。

K先生愛喝酒，啤酒、日本清酒來者不拒，我請他不要再喝含醣量高的酒，改喝日本燒酒，另外他習慣在酒後吃碗拉麵或烏龍麵，當然也請他戒掉。

開始超級限醣飲食後，**體重在四週後減少四公斤，五個月後減少十一公斤，十個月後減少十五公斤，順利減重**。中性脂肪值也很快就在兩個月後回到正常值，**BMI變成二十四點二，脫離肥胖，腹圍也明顯變小，十個月後變成八十四公分**。代謝症候群的判斷標準是男性的腹圍大於八十五公分，因此可說是完全擺脫掉代謝症候群。

K先生說雖然採行超級限醣飲食，但是晚上還是會喝日本燒酒，不覺得在強忍，似乎很輕鬆。

不需強忍就能減輕十五公斤的體重，腹圍也減了近二十公分，同時擺脫代謝症候群，甚至防止了未來可能會發生的疾病。

大家不覺得這是個只有好處，沒有壞處的減重法嗎？

## 最新數據顯示，每個人都獲得改善

接著要介紹最新數據。

很多人因為限醣飲食法成功減重，但是如果沒有嚴謹的數字佐證，在醫學上是沒有意義的。下面引述的數據取得過程嚴謹，而且只是其中的一小部分。

二〇〇八年四月起到二〇〇九年三月的一年間，我在高雄醫院直接負責的新患者中，ＢＭＩ大於二十五，而且可以確實追蹤體重變化的有八位。我比較了這八位初診時，以及開始限醣飲食後經過半年的體重與ＢＭＩ值。

| 3 | 2 | 1 |
| --- | --- | --- |
| 58歲女性 | 68歲男性 | 33歲男性 |
| [初診時] | [初診時] | [初診時] |
| 身高154cm | 身高173cm | 身高172cm |
| 體重 | 體重 | 體重 |
| 65.0kg | 80.0kg | 76.3kg |
| BMI | BMI | BMI |
| 27.4 | 26.7 | 25.8 |
| [半年後] | [半年後] | [半年後] |
| 體重 | 體重 | 體重 |
| 60.0kg<br>減少5.0kg | 75.0kg<br>減少5.0kg | 65.5kg<br>減少10.8kg |
| BMI | BMI | BMI |
| 25.3<br>改善2.1 | 25.1<br>改善1.6 | 22.1<br>改善3.7 |

| 6 | 5 | 4 |
|---|---|---|
| 50歲男性 | 36歲女性 | 39歲女性 |
| [初診時] | [初診時] | [初診時] |
| 身高163cm | 身高151cm | 身高170cm |
| 體重 | 體重 | 體重 |
| 70.0kg | 72.0kg | 93.0kg |
| BMI | BMI | BMI |
| 26.3 | 31.6 | 32.2 |
| ↓ | ↓ | ↓ |
| [半年後] | [半年後] | [半年後] |
| 體重 | 體重 | 體重 |
| 68.7kg<br>減少1.3kg | 53.1kg<br>減少18.9kg | 77.0kg<br>減少16.0kg |
| BMI | BMI | BMI |
| 25.8<br>改善0.5 | 23.3<br>改善8.3 | 26.6<br>改善5.6 |

| | 7 | 8 |
|---|---|---|
| | 33歲男性 | 38歲女性 |
| [初診時] | 身高174cm | 身高158cm |
| 體重 | 110.0kg | 83.0kg |
| BMI | 36.3 | 33.2 |
| [半年後] 體重 | 93.0kg 減少17.0kg | 77.5kg 減少5.5kg |
| BMI | 30.7 改善5.6 | 31.0 改善2.2 |

**八位的體重都減少，BMI值也獲得改善，體重平均減少九點九公斤、BMI改善三點七。**體重減少的情形有些許落差，除了個人差異外，就是採取超級限醣飲食與標準限醣飲食的不同。

標準限醣的效果較慢，不過還是有人希望採取這個方式。

從數據可以得知限醣飲食的效果有多好。

但是要注意一點，目前正在治療糖尿病，並注射胰島素以及服用SU（硫醯基尿素類口服降血糖藥物）的人，一定要先請教醫生再開始限醣飲食。另外，腎功能不好的人不適合這種飲食法。

## 超級限醣飲食的效果，從體重的減少可以得知

經過一到兩週超級限醣飲食的人，應該都能清楚感受到它的效果，可以再接再厲持續超級限醣飲食，也可以鬆口氣切換到標準或者迷你限醣飲食。

如果不吃醣類真的很難熬，甚至可以恢復過往的飲食，只不過不同於標準以及迷你限醣，身體當然也會再復胖。

是否維持易瘦體質，量體重就知道。

**體重開始回升，代表超級限醣的效力已失**，這個時候，只要再開始一週的超

級限醣飲食，就能恢復易瘦身體。

**用超級限醣飲食集中減重後鬆口氣，失去效力後再用超級限醣減去體重，就是這套減重法的基本模式**。

一天量一次體重即可。

一天當中的體重多少會有變動，它不代表身體的脂肪量，身體的水分也會隨著時間而有所不同，未消化的食物量也不同，計較那不到一公斤的細微差異其實沒有多大意義，只要每天固定在同一個時間量，若是體重連續幾天都增加時，就要小心了。

只要有做限醣飲食就會有效果，努力一週成功減重的人都很清楚，只要能夠實際感受到效果，就更容易持續。請開始少醣的飲食生活，恢復本來的體型。

## 第3章 總整理

- 開始超級限醣飲食一週後，大概可以減重二到三公斤。
- 幾乎所有人經過半年到一年的時間，都能減到標準體重。
- 江部醫生也用超級限醣飲食法成功減重十公斤。
- 一般所認知的肥胖預防法並不足夠。
- BMI值大於二十五就是肥胖。
- 飲食限醣也能改善代謝症候群。
- 二〇〇八年度，配合嚴謹取樣的全員體重都減輕。
- 體重再次回升，代表超級限醣飲食失去效力。
- 限醣飲食減重法的基本模式是：以超級限醣快速瘦身後鬆口氣，等失去效力後再以超級限醣瘦身。

# 第4章

# 不需強忍的輕鬆減重法

# 可以盡量吃，卻有斷食的效果

**「不需強忍，美食吃到飽，卻跟斷食一樣有減重效果」**，這句話道出了限醣飲食可獲得的最大好處。

斷食的減重效果確實很好。斷食原本是佛教等宗教的僧侶們修行的一環，最近受到養生風潮的影響，年輕人也開始參加斷食營體驗斷食，而我以前就試過了。

斷食也分種類。除了水，不吃任何食物的稱爲「本斷食」，我經歷過十次以上的各種斷食，也做過一次本斷食。本斷食相當辛苦，但是結束後心靈變得很平靜，身體也變好，更重要的是可以快速甩掉體重。

當然結果也因人、因方法而異，不過可以一口氣減少三到四公斤。什麼都不吃好像理所當然可以減重，但這並不是單純不攝取熱量帶來的效果。

什麼都不吃意味著也不吃醣類，因此**得以切換能量的吸收方式才是重點**。

我們曾經提到，人類所需要的能量來自於葡萄糖與脂肪酸，現代飲食中含有許多醣類，因此葡萄糖較佔優勢，以致人體不大吸收脂肪酸。

而斷食不吃醣類，缺少來自醣類分解的葡萄糖，便不得不分解儲存體內的脂肪，將它變成脂肪酸供身體使用。

也就是說，藉由斷食，強制將依賴葡萄糖的生活切換爲燃燒脂肪酸的生活，因此身體狀況會變好，變成易瘦體質。

**身體愈懂得利用脂肪酸就愈容易瘦**，限醣飲食的減重效果跟斷食是一樣的。

只不過，斷食對健康有好有壞，有時可能因此而喪命。

**限醣飲食雖然有相同的減重效果，卻比斷食安全得多，而且健康**。因爲只需要切換能量的使用方式，而且醣類以外的營養都能充分攝取。

## 勉強減重會很危險

在沒有經驗豐富者的指導下輕易嘗試斷食是很危險的。

斷食過程中最危險的，當屬肌肉跟著體重萎縮。

攝取過少卡路里，身體會先燃燒脂肪，沒有脂肪可以燃燒後，便開始燃燒肌肉。

過去我嘗試本斷食時也是如此，對身體造成很大的負擔，特別是斷食結束後，有一個月的時間連爬樓梯都覺得累，因爲**腳的肌肉萎縮**了。

肌肉不只分布在手腳，**心臟也由肌肉組成**，激烈斷食或過著類似低卡路里的飲食生活，連心臟的肌肉都燃燒了之後，**心臟可是會停掉**。曾經有僧侶因爲太過嚴格的斷食修行而死去，大多都是這種原因。

現在還是有人死於厭食症以及極端的減重行爲，因爲心臟的肌肉萎縮了，所以極低熱量的減重方式非常危險。

維生所需最低熱量叫做「基礎代謝」，**攝取熱量低於基礎代謝量的減重方式，一點好處也沒有**。勉強一口氣減掉四、五公斤眞的不用高興太早，因爲當中有一半都是水，**一旦停止斷食，馬上就會補回來兩公斤左右**，而且眞正減去的體重中也**包括了重要的肌肉**，對身體毫無益處。

其實只要能夠順利讓身體消耗脂肪酸，既不會減去肌肉，也能自然減到最佳體重。因此，不要採用斷食或者嚴格限制熱量的方式減重弄壞身體，讓我們一起以限醣飲食自然地改變體質吧！

# 可以喝酒的減重法

限醣飲食減重的另一個好處就是可以喝酒。

不少女性也愛好杯中物，但是一般減重法卻嚴格禁止喝酒，讓人感覺十分無奈。聚餐高興赴約，卻因爲減肥中不能喝酒，大家盡興暢飲卻只有自己跟別人不一樣，實在是很掃興。但是限醣飲食並不禁止喝酒，可以跟大家一起把酒言歡。

事實上，**酒精產生的熱量不會儲存在體內，會直接被身體消耗**，身體也不會分泌胰島素這個肥胖荷爾蒙，所以酒精不影響減重。只不過，請愼選酒的種類，因爲有些酒的成份除了酒精與水，還有很多醣類。

啤酒、日本清酒等所謂的釀造酒，以及雞尾酒類都含有大量醣類，飲食限醣時不能喝。威士忌、白蘭地、日本燒酒等蒸餾酒則不含醣類，可以喝。

另外，紅葡萄酒雖然是釀造酒，但是所含醣類少，而且在聚酚的作用下，不易分泌肥胖荷爾蒙，所以例外可以喝，詳情請見書末的表。

對愛喝酒的人來說不能喝酒很痛苦，就像少了一項人生樂趣，因此這個飲食法有個好處就是，只限制醣類攝取，不禁酒精。

# 不運動也能瘦

限醣飲食的另一個好處是不用受苦，不需要慢跑、上健身房做運動。運動當然是好事，但是有些人天生不愛動，我想這個減肥法就很適合這種人。

爲什麼不運動也能瘦呢？

我們先從運動與減重效果來說明，運動瘦身的理由，大家一定以爲是可以消耗卡路里。當然那也是其中之一，不過更大的原因其實跟肥胖荷爾蒙有關。

前面提到從飲食攝取醣類，血液裡的葡萄糖會增加，讓胰島素大量分泌，而胰島素是肥胖荷爾蒙，所以吃太多醣類容易胖。

胰島素出現之後，身體的肌肉會吸收葡萄糖以取得熱量，原則上這個時候如果沒有胰島素，肌肉不會吸收葡萄糖，但是當肌肉工作到一定程度，沒有胰島素也是會吸收葡萄糖。

也就是說，**運動有取代胰島素的效果。運動有助於瘦身的最大理由，是它可以減少肥胖荷爾蒙**。只要飲食減少醣類攝取，不運動也能減去肥胖荷爾蒙，所以有相同效果。

只要不吃醣類，即使不運動也能瘦。

# 低胰島素減肥法與低碳水化合物減肥法

嘗試過各種減肥法的人，應該都聽過「低碳水化合物減肥法」與「低胰島素減肥法」，下面就來介紹這些方法跟我們的做法之間的關係。

**低碳水化合物減肥法就是盛行於九〇年代的艾特金斯飲食法（Atkins diet）**，這個減肥法相當合乎邏輯，就是盡可能限制醣類的攝取，改變身體吸收能量的方式，我們都認同這個概念。

只不過，艾特金斯在當時並沒有清楚解釋那樣做會瘦的理由，因爲當時有關人類肥胖的研究不像現在這麼進步，他的解釋也有些地方不合理，而且他要大衆用他開發的營養補充品來補足不夠的營養。

因爲理論不清不楚，加上涉及商業行爲，因此遭到批判，流行一陣子之後便無疾而終。但是在肥胖研究盛行的現在來看，他的很多做法都是對的。

**而我們的減肥法並不需要另外吃營養補充品，其他幾乎都相同。**

低胰島素減肥法則要依據ＧＩ（升糖指數，Glycemic index）選擇食品，ＧＩ低所需胰島素就少，被認爲有減重效果。

但是ＧＩ值再低，只要攝取醣類就需要某種程度的胰島素，所以減重效果有限。加上學者專家對ＧＩ值的研究有各種意見，有可信度的問題，因此**還是限醣飲食較實際**。

這兩種方法的基本概念跟限醣飲食相同，都有減重效果。只是大家要知道，**能夠更合理、徹底執行的是限醣飲食減肥法**。

## 不需要忍耐，所以可以持久

這裡整理一下限醣飲食減肥法的優點。

**首先是不大需要忍耐**。

限制熱量就要忍受空腹之苦，加上高熱量的關係，料理食物時不能用油也不能吃肉，炸的、炒的、牛排烤肉等油膩食物都要忌口。好吃的食物多是高蛋白、高脂肪，等於不能碰美食。肚子餓了要忍耐，美食也不能碰，是辛苦的減肥法。

相對的，對一般人來說，只是不吃醣類，並不特別限制食量，**可以吃到飽**。加上可以吃高蛋白質與高脂質的食物，還是**可以享受美食**。

另一個好處就是**不需要禁酒**。計算卡路里的減重法因爲酒精熱量高，所以不能喝酒。但是限醣飲食在意的不是熱量而是醣類，只要慎選酒的種類，還是可以喝酒，如此一來禁忌更少了。

它也是一個**簡單的減肥法**。限制卡路里時吃什麼都得計算熱量，相當麻煩。但是限醣飲食只要事先記住部分醣類含量高的食物，避開不吃就好，**不需要頻繁計算**。

而且**不需要運動**，只要少吃醣類，減少肥胖荷爾蒙，讓身體更懂得使用脂肪。

**既能享受美食，又能吃飽還能喝酒，也不需要計算熱量、努力運動，真的很簡單。**這就是限醣飲食的特徵，所以很容易持續。

## 第4章 ｜ 總整理

- 限醣飲食與斷食有相同的減重效果，因為能夠吃飽，可以安全、健康地減重。
- 極低熱量減肥法有減去心臟肌肉的危險。
- 酒精的熱量不會儲存在體內，會馬上被身體消耗。
- 飲食限醣減去肥胖荷爾蒙，跟運動有相同效果。
- 比低碳水化合物減肥法、低胰島素減肥法更合理、更徹底的就是限醣飲食減肥法。
- 不需忍耐、做法簡單，所以可以一直持續。

第5章

# 食品的選擇方法

京都の名医がおしえる「やせる食べ方」

## 要小心很像「醣類」的字眼

接著要介紹飲食限醣時該怎麼選擇食品，首先要了解什麼是「醣類」。醣類容易被誤以爲是「甜的」，這是不對的。多醣類的澱粉是醣類，但是不甜。

**醣類包括單醣類、雙醣類、多醣類以及糖醇、人工甘味劑**。單醣類指葡萄糖、果糖；雙醣類指蔗糖，也就是砂糖的主要成分；多醣類則是澱粉等。簡單說是這樣，解釋起來還挺複雜的，有些用字容易讓人跟「醣類」

混淆。

首先是「糖類」二字，最近有些罐裝咖啡上印有「零糖」兩個字，法規中的「糖類」僅指單醣類與雙醣類，即使含糖醇以及多醣類，依據法規還是可以標示爲「零糖」。

希望大家不要誤會的是，糖醇跟多醣類也是「醣類」，**「零糖」不代表「零醣類」**，還是可能讓血糖濃度上升。如果標示的是「無糖」，則幾乎就是「零醣類」。雖然有點複雜，但請一定要區分清楚。

更麻煩的是「糖分」二字，因爲沒有明文規定，還是屬於各自表述的狀態。**「無糖分」不見得就是「零醣類」**。對我們這個減肥法來說，選擇食品時，**幾乎等同「醣類」的字眼是「碳水化合物」**，這兩個名詞的關係是**「碳水化合物=醣類+食物纖維」**。食物纖維零熱量也不會增加血液裡的葡萄糖，雖然食品裡含有的食物纖維比率都不同，但是碳水化合物含量愈少，醣類含量一般也愈少，醣類含量不可能大於碳水化合物。

**標籤上「醣類」與「碳水化合物」以外的名詞也都要小心**，如果寫的是「零醣類」、「零卡路里」就沒問題了。

# 飲食限醣時要避免的食品

盡量避免攝取醣類是限醣飲食的基本，所以選擇食品時，最重要的是知道哪些食品的醣類含量高。

一定要避開的醣類含量高的食品，大概就是含澱粉的食品與甜的食品。澱粉多的食品包括**穀物製成的主食**，以及馬鈴薯、番薯、芋頭等**「薯類」**。

令人意外的是，有些蔬菜的澱粉含量也很高。我採行三餐限醣的超級限醣法，所攝取的總熱量有十二%左右是醣類，而它們幾乎都來自蔬菜，當中又以南瓜、慈菇、蓮藕、百合根、紅蘿蔔等的醣類含量高，這點要小心。

接著就是甜的食品。從味道就可以判斷，不需要想得太複雜，幾乎都能用常理判斷，不過有些食品還是容易被忽略。

**首先要留意的是保存食品**。有些罐頭、調理包、眞空包食品，烹煮時加了大量砂糖。還有就是大家不大注意到的調味料，**醬汁**、**番茄醬**、**味霖**、**白味噌**裡都含醣類，有些感覺不甜的調味料裡也有很多醣類，所以一定要詳讀成分表。

我們很難完全不用這類調味料，重要的是一餐中所含醣類的總量，甜的調味料並非完全不能加，只是要注意少用。

只要避開含大量澱粉的食品以及甜的食品，在選擇食品上就幾乎過關了。

# 乳製品只吃不喝

**乳製品方面，可以入菜，但最好不要喝它**。因爲乳製品原料的牛奶裡有乳糖這個醣類，**一百cc鮮乳中含有五公克醣類**，限醣飲食限制一餐的醣類總量，如果是超級限醣飲食，每餐可以攝取的醣類總量大約是十~二十公克，將牛奶入菜，一人份最多用到一百cc，吃進去的醣類量頂多五公克，可以不用在意。

若是用喝的，一次會喝進二百cc甚至是三百cc，喝下的醣類量就不能小看了。優酪乳也是，容易一次喝進大量醣類，一定要注意。當然，吃的優格也是一樣，不要吃太多。

**起司與奶油則沒有問題**，它們當中含的醣類非常少，吃多些也不會吃進太多醣類，西餐雖然經常會用到奶油與起司，但可以不用太在意。

起司也是方便的零食，飲食限醣時不可以吃含醣類的點心，但是嘴饞時可以吃些起司。

一般不建議吃人造奶油，**人造奶油雖然含醣類少，但是含大量有害健康的反式脂肪酸**。有極少產品不含反式脂肪酸，當然可以吃，但是價錢跟奶油相去不遠。

## 如何選擇人工甘味劑

基本上不吃甜食最保險，但還是會有想吃甜食的時候。下面就來介紹如何選擇人工甘味劑。

**減重期間請少吃砂糖**、**葡萄糖**、**乳糖**、**麥芽糖**等，因爲它們都會刺激肥胖荷爾蒙的分泌。水果中富含的果糖雖然有點不同，但是對減重也不好，理由我們稍後再介紹。

最近廣爲使用的人工甘味劑，獲得美國掌管食品安全的組織ＦＤＡ認可的有：阿斯巴甜、糖精、乙磺胺酸鉀、蔗糖素、紐甜五種，日本也經常在食品中用到它們。

市面上有很多強調零熱量的可樂等不會發胖的飲料以及零食，裡面都含有這裡介紹的人工甘味劑，不會刺激肥胖荷爾蒙的分泌，從這個角度來看，飲食限醣的人也可以喝，但是會有別的問題。

因爲最新的論文指出，每天喝三瓶以上健怡可樂的人，引發腎衰竭的機率相當高。**ＦＤＡ也對人工甘味劑的使用量有所限制，建議不要吃太多**。

最近常被用到的甘味劑是糖醇，它萃取自天然植物，給人感覺較傳統甘味劑健康，不容易發胖。但是**真正吃了不會胖的只有赤藻糖醇，其他的還是會讓身體分泌出某種程度的肥胖荷爾蒙**。

赤藻糖醇是「羅漢果S糖」（自羅漢果提製出的糖）這項商品的主要成分，可以放心使用。其他含糖醇的食品最好不要吃太多。

# 小心調味料的甜味

接著介紹調味料。

首先是美乃滋，**傳統美乃滋可以吃**，但是最近出現很多低脂、低熱量的產品，反而要小心。也許是脂肪給人易胖、不健康的錯誤印象，所以會有這類商品問世，但是減去脂肪之後為了調整風味，反倒是添加了砂糖等各種醣類。

傳統美乃滋只含蛋、醋、油，飲食限醣時可以安心享用，沒有任何問題。

番茄醬與醬汁部分，飲食限醣時不建議使用這類調味料，從它們嘗起來很甜就可以知道裡面含有大量砂糖，特別是**大阪燒的醬汁，一百公克中含有三十公克醣類**，因爲要限制醣類總量，稍微沾一些是可以的，但不要一次加太多。

醬油基本上沒有問題，只不過市面上有賣甜醬油，請留意這類產品。傳統味霖屬於日本清酒，醣類含量相當高，味霖風味調味料裡加了大量醣類。味噌則是白味噌以外都可以吃，白味噌裡有很多醣類。

基本調味料大致如此，做菜時，最好檢查調味料外包裝上的成分表，外食時就盡量不碰甜的醬汁，撥開後再吃。

# 少吃亞麻油酸

少吃醣類是因爲不想讓肥胖荷爾蒙分泌，因爲是限醣，所以可以吃油。但從健康的觀點來看，還是要注意幾件事情。

**最該留意的是吃進太多亞麻油酸**。

它是一種脂肪酸，是沙拉油的主要成分，長久以來人們相信植物油有益身體，因此亞麻油酸在一般人的飲食生活中所佔比率急速增高。

亞麻油酸雖然是人體必需脂肪酸之一，但是人體的需求量並不多，即便如此，透過現今的飲食型態，我們還是大量攝取它。這麼一來，反而可能危害健康。

**日本脂質營養學會便在二〇〇二年緊急呼籲，要大家減少亞麻油酸的攝取量。**

幾乎所有的植物油裡都含有亞麻油酸，雖然對減重沒有任何影響，但如果打算長期限制醣類攝取，最好避免有害健康的飲食，所以要慎選植物油的種類。

**最建議食用的植物油是富含油酸的橄欖油**，地中海地區經常食用橄欖油的人們很少罹患糖尿病以及心血管疾病，經過大規模的研究調查已經知道，大量攝取橄欖油的飲食生活有益健康。

其次推薦的是芝麻油以及紫蘇籽油，**紫蘇籽油的缺點是貴，不過富含 α-油酸，很值得推薦。**

最近市面上出現各種宣稱有益健康的油類商品，有些含有難被身體吸收的物質，部分商品甚至有致癌危險，對於太不自然的物質還是要小心，以策安全。

希望大家都能選擇好油，健康地持續限醣飲食。

# 吃水果會胖

其實水果是容易讓人發胖的食物。

前面介紹甘味劑時，提到甜食會刺激肥胖荷爾蒙的分泌，所以要少吃。而富含果糖的水果也不能吃，現在就來說明理由。

吃進果糖時，因爲血液裡的葡萄糖並無太多的增加，所以身體不太分泌胰島素這個肥胖荷爾蒙，因此有人誤以爲吃果糖不會胖。

其實並非如此，果糖反而比葡萄糖更容易導致肥胖，因爲**果糖比葡萄糖更容**

**易轉變成為中性脂肪**。中性脂肪是囤積體內脂肪的源頭，即便不大分泌肥胖荷爾蒙，但因爲容易轉變成爲中性脂肪，等於是在增加肥胖的源頭。

有過低GI減肥經驗的人容易對這個部分產生誤解，一廂情願地以爲果糖、水果的GI值低，是不易發胖的食品。**果糖的GI值雖低，但是比葡萄糖更容易讓人發胖**，所以富含果糖的水果都要很小心。

水果中除了果糖外，還有很多的蔗糖（砂糖的主要成分）以及葡萄糖，香蕉等甚至含大量澱粉，所以吃水果是很容易發胖的。

只不過，**大部分水果的水分含量也高，只要不大量食用，吃進體內的果糖以及醣類總量不至於太多。飯後還是可以吃點新鮮的蘋果或草莓等，不需要把自己搞得太神經質**。

順道一提，酪梨是可以安心吃的水果，因爲它幾乎不含醣類。

## 嚴禁吃水果乾

可以吃適量的新鮮水果，但是請不要碰水果乾。**同一款水果做成水果乾之後，醣類所佔比率會飆高**，這跟黃豆與黃豆粉是一樣的道理。

同一種食品去除水分之後，單位重量的醣類含量會增加，而且做成水果乾之後程度更甚黃豆粉，醣類含量會增加十倍左右。**以蘋果為例，變成蘋果乾之後，每一百公克就含五十公克的醣類**。

也就是說，吃進相同量時，吃水果乾等於吃進十倍量的新鮮水果。

水果原本就含很多果糖，比葡萄糖更容易讓人發胖，新鮮水果因爲含很多水，所以醣類總量不至於太高。但是變成水果乾之後，吃進相同的量，等於吃進十倍的醣類。加上吃到的醣類又多是比葡萄糖更容易發胖的果糖，眞可說是減重之敵。

水果因爲富含維生素，或許有助於美容，但是對減重來說只有負面效果，要適可而止。

如果是維生素，蔬菜類中的含量也相當豐富，特別是維生素C，飲食限醣時可以從蔬菜類當中獲得維生素，不需要特別去吃水果。

水果給人健康的印象。但是對減重的人並不好，特別是水果乾中的醣類經過濃縮，是減重時千萬不能吃的食物。

## 葉菜類與菇類最好，根莖類需注意

最合適的蔬菜是葉菜類與菇類，高麗菜以及白菜等葉菜，即使吃得多些，吃下肚的醣類也不致於太多，菇類的醣類含量也少，可以放心食用。

當然，超乎尋常地大吃高麗菜等葉菜的話，還是會吃進一定程度的醣類，不是完全無所謂，請不要過度。

相較葉菜以及菇類，要留意的是根莖類，**蓮藕以及紅蘿蔔等根莖類食物中，所含的醣類比例高**，只能拿來點綴料理，不要吃太多。

其他蔬菜方面，除了**南瓜含醣類多之外，讓人意外的是洋蔥裡的醣類也多**。用洋蔥提味無妨，但整顆吃下肚的醣類量不容小覷，一顆兩百公克的洋蔥，含有十四公克的醣類。

薯類更不用講了，不是小心就好，是根本不要碰。

馬鈴薯以及芋頭、番薯等的主要成分是澱粉，跟米以及小麥等穀物一樣，飲食限醣時要避開。山藥因爲含有延緩醣類吸收的黏質液（mucin），只要不加熱生食，幾乎不會分泌肥胖荷爾蒙。但是山藥裡確實有很多澱粉，還是不碰比較保險。

不管是用來變化菜色或者取得維生素等營養，蔬菜都是我們應該積極攝取的，請參考書末的食品醣類量表，運用蔬菜來減醣。

## 無酒精飲料的選法

甜的飲料基本上都不要喝，最好喝日本茶以及黑咖啡、不加甘味劑的紅茶等。

眞的想喝甜飲時，可以喝健怡可樂等加了人工甘味劑的飲料，一天一瓶無妨。市售的清涼飲料中，**標示「零醣類」與「零熱量」的都可以喝，但是要小心寫「無糖類」與「無糖分」**，以及強調健康概念的飲料。

提神飲料含相當多醣類，會促進肥胖荷爾蒙的分泌，運動飲料含大量葡萄糖，而且吸收速度快，也會分泌大量肥胖荷爾蒙。果汁最好不要喝，跟直接拿水果當點心吃相比，**喝果汁會喝進大量醣類。最好也避開蔬菜汁，很少蔬菜汁只加蔬菜，幾乎都跟水果一起打成汁，醣類含量多以外，有些還加了砂糖。**

番茄汁雖然幾乎都不加糖，但是番茄本身含一定比例的醣類，喝番茄汁還是會喝進不少醣類，當然不是叫喜歡喝的人不要喝，但是請注意喝的量。

之前曾經提及牛奶，請不要把它當飲料喝，因爲含有乳糖這個醣類，雖然含量不高，但是把牛奶當飲料喝量自然會多，就會吃進大量醣類。

# 選擇可以喝的酒

基本上**可以喝蒸餾酒，但是不能喝釀造酒與雞尾酒**。蒸餾酒中的洋酒指的是威士忌、波本酒、白蘭地、伏特加等，日本產的有各類日本燒酒。這些酒不含醣類，可以喝。

釀造酒是指啤酒、日本清酒、葡萄酒及香檳等氣泡酒，最近常見的啤酒風味氣泡酒也是釀造酒，釀造酒含醣類多，飲食限醣時不要喝。

**釀造酒中只有紅葡萄酒是可以喝的，有些啤酒風味氣泡酒不含醣類，也可以喝。**

大部分的雞尾酒以蒸餾酒當底加上各類果汁，蒸餾酒可以喝，但是果汁裡有很多醣類，所以不要喝。**如果只用蘇打水調開的話可以喝**，像是威士忌、日本燒酒加蘇打水的喝法等，不甜的酒都可以喝。

要小心果汁氣泡酒以及燒酒氣泡酒等，市售的以及居酒屋端出來的果汁氣泡酒、燒酒氣泡酒裡幾乎都加了醣類。梅酒當然不能喝，因爲是在燒酒裡加了梅子與砂糖做成的。

酒宴上可能沒有太多選擇，而且開場乾杯的第一杯啤酒確實很難拒絕，這個時候就喝那一杯，之後請改喝蒸餾酒，一杯啤酒的醣類含量不是太多。要懂得婉拒醣類含量高的酒，愉快飲酒。

有可能三杯黃湯下肚後什麼都豁出去了，這可是會功敗垂成，千萬要小心。

## 第5章　總整理

FOCUS

- 「零糖類」與「無糖分」不等於「零醣類」。
- 「碳水化合物」幾乎等同「醣類」。
- 飲食限醣時要避開澱粉含量多的食品與甜的食品。
- 乳製品要用吃的，不要喝。
- 不要攝取太多人工甘味劑與赤藻糖醇以外的糖醇。
- 少用甜的調味料。
- 少吃亞麻油酸，多吃橄欖油等較為健康。
- 水果中富含的果糖較葡萄糖更容易導致肥胖。
- 新鮮的水果可以吃一些，但是不要吃水果乾。
- 要小心根莖類蔬菜與洋蔥。
- 蔬菜汁中有很多醣類，不喝較保險。
- 基本上不可以喝釀造酒與雞尾酒，蒸餾酒則沒有問題。

第6章

# 這類食品需要小心

京都の名医がおしえる「やせる食べ方」

## 昆布很危險

各類食品的說明大致如此，接著要針對個別食材，介紹幾個該注意的地方。

有些減肥法只吃某食品，像是昆布減肥法。但是從飲食限醣的角度來看，昆布是很危險的食品，昆布的醣類含量其實非常多。

**一百公克的昆布裡有三十到四十公克的醣類，比例相當高**，吃下大量昆布等於吃下大量醣類，會增加肥胖荷爾蒙，很難讓身體切換變成容易燃燒脂肪的身體。

我在高雄醫院的某位女性患者就是這種情形，持續醫院的限醣飲食還是沒有效果，無法改善她的肥胖問題。我感到很納悶，便試著問她，才知道她每天吃一百公克的昆布，用昆布在減肥。我那個時候沒聽說過這個減肥法，無法相信世上竟然有人每天吃這麼多的昆布。

昆布裡含大量醣類的道理跟水果乾一樣，新鮮昆布是海藻，醣類含量不至於太多，都是因爲乾燥去除水分後，醣類濃縮了的緣故。不過，同爲海藻的裙帶菜醣類含量少，海苔經過乾燥，含醣量還是很少，可以放心食用。

順道一提，昆布的危險僅限於直接拿來吃的時候，如果**拿來做高湯，則幾乎不含醣類，可以放心食用**。跟以穀物爲原料的玄米茶、蕎麥茶幾乎不含卡路里一樣，所以昆布高湯可以放心喝。

## 小心甜番茄

飲食限醣時要小心番茄。

普通番茄每一百公克的醣類含量是三到四公克，做成沙拉直接吃，或者燉煮、做成義式醬汁使用，都不需要太神經質。但是最近甜番茄愈來愈多，甜得有名的是「桃太郎」這個品種，有些甚至更甜。

甜代表醣類含量多，蔬果店以及超市等地經常會**在甜番茄的旁邊標示「甜度高」，就是醣類含量高的意思**。

普通番茄可以放心吃，但是這類特殊番茄最好少吃。

另外就是番茄汁，雖然各家的做法不大一樣，不過日本主要廠商的商品，每一百公克番茄汁的醣類含量是五公克，比例雖然不是太高，但是做成果汁後，容易一口氣喝下某種程度的量。

**一罐番茄汁有一百八十公克，醣類含量經過計算是九公克**，這個量在利用超級限醣飲食切換體質的時期不算少。果汁是液體，醣類更好被身體吸收，肥胖荷爾蒙更容易釋出，所以少吃比較保險。

**採超級限醣飲食時，最好吃普通番茄就好。**

## 一天吃一顆以上的蛋也沒關係

蛋是高蛋白質、少醣類的食品，而且便宜，飲食限醣時是個方便的食品，要積極活用。

只不過一提到蛋，過往大家的認知是「一天最多一顆蛋」。蛋富含膽固醇，一天吃好幾顆蛋的話，膽固醇會囤積體內讓人生病。這是過去的常識，但是它跟卡路里神話、脂肪不好的說法一樣都是錯的。

**吃進太多蛋，膽固醇會增加的說法本來就不對**，只因為實驗顯示，三餐攝取大量膽固醇後的一兩週內，血液裡的膽固醇濃度會增加。也就是說，它根據的是一個極短期間的實驗數據所推出的結論。

蛋確實是高膽固醇食品，所以大家都以爲不能吃太多。

但是最近觀察一整年的變化情形發現，飲食攝取的膽固醇不會造成體內膽固醇的增加，也就是說**在一兩個星期的短期間內，食物當中的膽固醇固然會造成體內膽固醇的增加，但是以年為單位長期觀察發現，兩者完全沒有關連**。這個研究也是刊載在可信度高的專業期刊的知名研究。

另外，最新醫學研究也指出，體內膽固醇增加有害健康，這個概念本身值得懷疑，從結論來看，也就是說一天吃幾顆蛋也沒關係。

當然，還沒有人做每天吃五顆甚至是十顆蛋的研究，所以不要太極端才好。

## 黃豆是限醣的好幫手，但是要小心熟黃豆粉

飲食限醣時豆製品是極爲重要的。

豆腐、納豆、炸豆皮等豆製品的醣類含量低，又具高蛋白質，而且份量足吃得飽。但是要小心熟黃豆粉，偶爾吃沒關係，只是聽說有人每天吃大量黃豆粉，那麼一來就將適得其反。

**熟黃豆粉是黃豆乾燥後製成的粉末，經過乾燥去除水分，醣類比例也跟著增加**。也就是說，是醣類含量比一般黃豆高的食品，如果吃熟黃豆粉是爲了健康，

不如喝清漿，如果是爲了減肥要補充高蛋白質，最好改吃生黃豆粉，生黃豆粉未經乾燥，醣類含量更少於熟黃豆粉。

還要小心的是芝麻豆腐與雞蛋豆腐，雖然都叫「豆腐」，但是材料裡卻沒有黃豆與滷水，跟花生豆腐、杏仁豆腐一樣，多用澱粉凝固。吃豆腐的話，還是普通豆腐好。

請積極攝取眞正的豆製品，可以用生黃豆粉烘焙醣類含量少的蛋糕，油炸食物時不用麵粉、麵包粉，改用生黃豆粉的話，更能減少醣類攝取。

不想花時間精力的人，只要善用市售的豆製品，就能簡單變化菜色。

# 加工肉品要看標籤

一般來說，肉在限醣飲食中是可以吃的食品，但是加工肉品還是要小心。香腸以及火腿等是代表性的加工肉品，這些肉品裡除了肉以外，經常加了澱粉增黏，或是爲了調味而使用砂糖。

雖然如此，大部分的香腸及火腿裡的凝固劑量並不太多，調味用的砂糖也是一百公克中約零點五公克，對限醣飲食沒有太大影響。

最近一些大廠開始推出「零醣類」商品，古法製造的地方則幾乎不加醣類，這些肉品還是可以吃。

但**還是有添加了澱粉等大量添加物的加工肉品，為求謹慎，請詳閱背面的標籤，確認醣類含量**。

關於肉，希望大家注意的是烤肉醬，有些肉店賣烤肉用的醃肉，大部分的醃醬都調得很甜，烤肉店裡的沾醬也大多是甜醬，所以要小心。外食**吃烤肉時最好不要沾醬**。

具體來說，炸豬排以及炸雞塊等有麵皮的，一人份的炸豬排與一人份的炸雞的麵皮裡，分別含有十五公克與五、六公克的醣類，這些食物可以吃，但是吃的時候要記得裡面大概含這麼多的醣類。

超級限醣飲食每餐的醣類總量要控制在二十公克以內，只要懂得用其他料理搭配，就不會有太大問題。

## 魚板跟炸魚漿等要看製作方法

魚板以及炸魚漿等魚漿食品，對飲食限醣的人來說，這些食品是打△號（指應少量攝取）的，主要在於裡面用來成形的物質。

魚板等的主原料雖然是魚，但是要加澱粉成形。不同廠商以及店家使用的成形物質的量差異很大，有些甚至有一半都是澱粉，爲此，少量吃無妨，不要吃太多，所以是標△號的食品。

仍然有廠商使用大量的魚以及一點點的澱粉，有些依古法製造的地方，甚至不用澱粉。因爲過去日本小麥種的不多，也不懂得精製澱粉，魚漿中很少用到屬於醣類的澱粉。

所以吃魚漿食品時，**要看標籤上的成分標示加以區別，醣類含量少的可以多吃些**。但是**不要吃魚肉香腸，它看起來雖然像魚漿食品，但是裡面加了大量的醣類澱粉**，從標籤上的標示就可一目了然。

順道一提，關東煮裡的蒟蒻完全沒有問題，但是不能吃竹輪，它就像是一坨醣類，碰不得。

要記得，魚類加工品中經常用到大量澱粉，要確認成分標示後再選購。只不過，**有些關東煮裡的魚漿食品來自自營商店，成分標示不清楚，如果有所疑慮，還是少吃為妙**。

# 咖哩塊裡有麵粉

**市售的咖哩塊裡成分的百分之三十是麵粉**，所以用市售咖哩塊煮咖哩，會煮出醣類含量很高的菜。

咖哩即食料理包的醣類含量也高，一人份裡大概含醣類二十到三十公克，這是因爲裡頭的馬鈴薯、紅蘿蔔也含醣類的緣故。

市面上找得到不含麵粉的咖哩粉，可以不用咖哩塊改用咖哩粉。印度等地道地的咖哩裡不加麵粉，所以買得到這類咖哩粉。想吃咖哩的人，只要不用咖哩塊，改用不含麵粉的道地咖哩粉，不放馬鈴薯自己煮就沒問題。

**另外，煮燉菜時，不要再用市售的調味塊或者罐頭調味醬**。

我們煮奶油燉菜時會用奶油醬，煮牛肉燉菜時會用牛肉醬，但是裡面都加了很多的麵粉。一般市售的燉菜罐頭甚至是即食調理包，當然都不可以碰，因爲含太多醣類了。

自己煮燉菜，用高湯跟紅葡萄酒就能做出一道醣類含量少的菜。

有些持續限醣飲食的人講究辛香料、香草，十分享受自己動手做菜。如果在超級限醣飲食期間想吃咖哩或者燉菜，有時間的話，最好下工夫自己做。

FOCUS

## 第6章 | 總整理

- 昆布含大量醣類，不要吃太多，不過昆布高湯沒問題。
- 甜番茄以及番茄汁要少吃。
- 一天吃一顆以上的蛋也沒關係。
- 要小心豆製品裡的熟黃豆粉。另外要注意的是，芝麻豆腐與雞蛋豆腐不是豆製品。
- 加工肉品要看標籤，確認醣類含量。
- 魚漿中用來成形的澱粉使用量不一，要確認標籤。
- 不要用含很多麵粉的咖哩塊以及燉菜調味塊。

# 第7章

# 在飲食生活上下工夫

# 午餐的智慧

超級限醣飲食時最困擾的是吃午餐，不管是上班族還是學生，午餐都得外食，跟在家吃飯不同，沒有辦法隨心所欲。接著就要爲大家介紹我自己的經驗，以及飲食限醣的人教我的午餐技巧。

**午餐時最方便的就是便利商店**。

冬天有關東煮，可以選擇蛋以及蒟蒻等醣類含量少的菜。另外像是沙拉、茶葉蛋、香腸等，便利商店裡有很多醣類含量低的食品。不過，便利商店的關東煮的湯裡所含醣類多了些，不要喝。另外，馬鈴薯沙拉以及筆管麵沙拉的醣類含量多，也不要碰。

最近街上開了很多自助餐店，上班族可以好好利用這些地方，**雖然價位高了些，可以告訴自己這是在超級限醣飲食期間才有的開銷。也可以到百貨公司的美食街或者熟食店選購醣類含量少的熟食吃**，也有些便當店可以只買配菜。

學生就找**可以自己選擇配菜的食堂**，就像自助餐一樣，而且不貴。如果學生餐廳正是採取自助方式的話更便宜。有些員工餐廳是自助式的，在那樣的公司更好採行限醣飲食法。

如果附近沒有便利商店也沒有自助餐廳，加上沒錢吃好料，只能吃食堂或便當店時，就不要吃白飯，雖然有點浪費，但這也是非常時期的作法。

其實，最好的辦法就是自己準備便當。

## 不要到高級料亭吃日本菜，要到居酒屋吃

接著來談談晚餐。

首先是日本菜，一般來說，跟法國菜以及義大利菜相比，日本菜砂糖用得相當多。

道地的法國菜及義大利菜都不大用砂糖，但是**愈高級的日本餐廳用的糖愈多**，不論是燉魚、燉菜，連燒烤菜裡也用砂糖。照燒跟西京燒的味道都很甜，要注意。

晚餐吃日本料理時，當然可以吃生魚片，吃燒烤時，就選用鹽調味的，不管是魚還是雞，請選擇鹽燒口味的。炸物的麵皮只要不吃太多都沒關係，問題是沾醬的甜醬汁裡加了很多砂糖，不要沾太多。

**最合適的日本料理是鍋類**，一般的海陸鍋以及高湯鍋、涮涮鍋等，加進去的材料幾乎都是醣類含量少的食品，可以安心享用。但是沾食的香橙醋醬油醣類含量高，不要沾太多。

另外，壽喜燒裡加了很多砂糖，還是不要吃比較好。當然，最後加進白飯、烏龍麵煮成的鹹稀飯、湯麵都不要碰。

日本料理都是在調味階段用到大量砂糖，愈講究調味就會用到愈多的砂糖，高級料亭講究口味，連下酒菜也加了糖。

吃日本料理時避開高級餐廳，選擇居酒屋比較好，**居酒屋的調味簡單，反而有很多不必在乎糖量的菜**，還有鍋類、生魚片，點烤雞、烤魚時，請以鹽烤取代甜醬口味。居酒屋不一定只能吃日本菜，還有西餐可以選擇，重要的是比較便宜，要吃零醣類晚餐時，居酒屋很方便。

## 在西餐廳、法國餐廳、義大利餐廳要小心的菜單

西餐廳會比日本餐廳容易限醣，因爲調味不常用到糖，醣類含量多的食物也都很好分辨。

**吃法國菜時只要不吃麵包跟甜點，吃義大利菜時只要不吃義大利麵跟披薩，其他菜都可以放心吃**。接著要介紹其中幾道要小心的菜。

在西餐廳點套餐都會附上白飯跟麵包，這些當然不能碰。要注意的是焗烤跟奶油燉菜，也不要吃，因爲那個濃稠感覺是用麵粉做出來的。

**漢堡排裡通常加了麵包粉讓肉成形，不過幾乎用量都不多，可以放心食用。**只不過有些餐廳會淋上滿滿的番茄醬或牛肉醬，這個時候要想辦法盡量不碰醬汁。

**炸雞排、炸豬排的麵皮用的是麵包粉，醣類含量約十五公克，還在容許範圍**，如果上面淋上了大量醬汁，就盡量不要吃。湯的部分，不可以喝濃湯，請選擇清雞湯或巧達湯。

法國菜的醬汁幾乎都可以吃，但是如果嚐起來很甜，不要吃太多比較保險。還有，**吃派的時候請不要吃派皮。**

**義大利菜除了義大利麵跟披薩外，也請避開用米跟蕎麥煮的菜**，其他大概都可以吃。

## 中菜勾芡少碰爲妙

醣類含量高的中菜很多，像是煎餃、燒賣、春捲等點心的皮都是麵粉做的，炒燴類勾芡時用的是太白粉，當然，炒飯等飯類以及麵類也不能吃，所以中菜不適合飲食限醣的人吃。

話雖如此，還是有機會跟朋友上中菜館，此時就需要一些用餐小技巧。接著就爲大家介紹我上中菜館時是怎麼吃的。

**吃港點時，第一個我會整個吃下，之後則都去皮再吃**，只吃第一個的皮，吃進去的醣類還在允許範圍內。然後是八寶菜、糖醋排骨、辣炒蝦仁等勾芡的菜，中菜裡有很多這類勾芡的菜，**不要吃芡汁**。糖醋排骨及辣炒蝦仁等除了勾芡外，還做得很甜，這個時候就不要吃了。

炸雞如果沒有淋上甜醬，可以直接吃，萬一淋有甜醋醬，盡可能不要吃。沒有勾芡的快炒菜以及前菜等可以吃。

中菜勾芡時的太白粉用量，一人份雖約幾公克，但是每家店的用量都不一樣，少碰爲妙。跟日本菜一樣，愈道地的中菜餐廳愈重視調味，用的糖也愈多，**反倒是路邊拉麵店煮的菜的用糖量與勾芡量都比較少**。

## 超級限醣時甜食千萬不能碰

減重時期最好嚴格一點，不要吃零食。

爲了幫助身體燃燒脂肪，前一兩週要採行超級限醣飲食，如果又在這個時候吃醣類含量高的甜食，切換的速度會變慢，所以請**忍耐一個禮拜**。

這個時候實在很想吃甜食的人，可以吃少量含醣類極少的零食。樂天出了一款叫做「Zero」的巧克力，在我們限醣達康網站上也介紹了「Berry Chocolates」，這些巧克力使用糖醇當作甘味劑，只不過Berry Chocolates裡的麥芽糖醇還是會讓身體分泌肥胖荷爾蒙，量是一般砂糖的一半到三分之一左右，所以不可以每天吃。「Zero」裡含的乳糖醇這個人工甘味劑也是，**每個星期可以吃一到兩次，每次不超過二十公克**。

想吃更多甜食的人可以去找零醣類、零卡路里的冰淇淋或者果凍，有幾家廠商有推出，上網馬上可以找到，它們不會影響超級限醣飲食的效果，可以放心吃。

喜歡動手做點心的人，則可以用不大分泌肥胖荷爾蒙的羅漢果S糖跟代糖、醣類含量少的黃豆粉，自己烤餅乾跟蛋糕。

吃零食是一種習慣，**最好不要有吃甜零嘴的習慣，盡可能選擇堅果以及起司等不含醣類的食品當點心**。

過了超級限醣時期之後，即使每週吃一兩次一般零食，還是能夠維持住易瘦體質，只不過體重的減輕速度會因爲吃進體內的醣類量而變慢。最好改變吃零食攝取醣類的習慣，這樣會比較輕鬆，也更有效果。

# 在迷你與標準限醣的主食上下點功夫

超級限醣時不能吃主食，但是迷你與標準限醣時是可以吃的，接下來要爲大家介紹這個時候的主食該怎麼吃。

藉由超級限醣飲食順利切換到燃燒脂肪酸的身體之後，改採迷你或者標準限醣法，一天吃一到兩次的主食，還是能夠維持體質，繼續減到標準體重，不過要對迷你與標準限醣的主食下點功夫，就能減少更多的肥胖荷爾蒙，加快體重減少的速度。

**像是吃飯要選擇糙米，吃麵包及義大利麵要選擇全麥麵粉做成的。**

糙米跟全麥麵粉沒有經過精製，跟白米以及麵粉相比，吃進體內後血液裡的葡萄糖增加速度慢，需要的肥胖荷爾蒙——胰島素的量相對較少。

最近流行吃健康飲食，可以在有機商店以及米店輕鬆買到糙米，住在都會區的話，很多有機商店都有賣全麥麵粉做成的麵包跟義大利麵等，輕易就能買到。住家附近沒有有機商店的人，則可以網購。

盡可能減少肥胖荷爾蒙的分泌，減重效果才會好，所以採行迷你或者標準限醣飲食的人，下這點工夫不吃虧。在超級限醣期間，還是可以拿黃豆粉做成的黃豆麵跟黃豆麵包當主食，市面上也開始可以找到蒟蒻跟裙帶菜做成的麵等，醣類含量低的食品。

**沒有食品替代品也無所謂，只是對一些人來說，有的話更有助於限醣。**

## 飯後散步三十分鐘，效果會更好

飲食限醣時基本上不需要運動，特別是超級限醣，三餐都限制醣類攝取的人完全沒有必要運動，但是標準跟迷你限醣的人，因為有攝取醣類，身體還是會分泌肥胖荷爾蒙，分泌量愈少減重速度愈快，所以不管是標準還是迷你限醣，還是要盡量減少肥胖荷爾蒙的分泌量。

這個時候最簡單的方法就是運動。我們曾經提到運動有取代胰島素，也就是肥胖荷爾蒙的功效，善加運用散步等有氧運動，可以減少肥胖荷爾蒙的分泌。

飲食攝取醣類時，血糖在吃進第一口食物起的三十分鐘後達到高峰，放著不管的話，肥胖荷爾蒙會跟著增加，但是這個時候只要做三十分鐘的有氧運動，就可以讓肥胖荷爾蒙不大分泌。

有氧運動是指慢跑、游泳、騎單車、散步等不大激烈的運動，當中又以散步最容易養成習慣。打算散步的話，吃進第一口飯起的三十分鐘後，走個兩、三公里就可以了。

## ●吃進第一口醣類起的三十分鐘後散步兩、三公里。

這個方法很好用，比方說身體切換後仍繼續超級限醣的人，偶爾想吃飯、義大利麵或者烏龍麵，只要選擇飯後可以散步的日子吃，就能減輕吃了醣類之後的影響。

相反的，平常採行迷你或者標準限醣，習慣午飯吃了醣類後散步的人，在遇到颱風下雨等無法散步的日子，那天中午就儘量少碰醣類。

可以如此搭配做有氧運動。

吃套餐時一頓飯得花上一個小時，甚至是一個半小時，沒有辦法在吃進第一口飯起的三十分鐘後馬上散步，但是在家吃飯就可以很快吃完，做起來並不難。

**不討厭運動的人，可以好好利用有氧運動，讓限醣飲食更有效果、更輕鬆。**

## 第7章｜**總整理**

- 超級限醣時，午餐可以在便利商店解決或者吃自助餐。
- 晚餐打算吃日本料理時，居酒屋會比高級餐廳方便。
- 西餐廳會比日本料理店更好限制醣類攝取。
- 中菜不利限醣飲食，不要吃港點的皮以及芡汁。另外，不起眼的小店煮的菜會比高級中菜館的醣類少。
- 超級限醣時要忍耐一星期不吃甜食。
- 標準與迷你限醣時，只要能夠選擇糙米以及全麥麵粉做成的食品，就能減少肥胖荷爾蒙的分泌，加快減重速度。
- 吃進第一口醣類起的三十分鐘後，如果能夠散步三十分鐘，就能減少肥胖荷爾蒙的分泌。

第8章

# 飲食限醣，讓你變美變健康

京都の名医がおしえる「やせる食べ方」

# 有讓肌膚變得更美麗的功效

飲食少醣之後，血流會變得暢通。

我們全身布滿毛血管，血液流經毛血管，以運送營養以及治癒傷口、治療疾病的物質與細胞。所以血流順暢時，受傷之後也能很快修復，恢復原本的樣子。

女性在意的肌膚也是一樣，肌膚粗糙是因爲皮膚的營養不夠而受傷發炎，處在一個很難治癒的狀態。如果血液能夠送來足夠的營養以及治癒傷口發炎的物質，自然就能治癒。

美麗的肌膚不是因爲吃了什麼特別的營養，自然狀態下的肌膚自然美麗。**飲食少醣，血流會通暢，帶給肌膚所需物質，自然能恢復美麗狀態**。

先前提到，我們推崇限醣飲食不是爲了美容，是爲了治療疾病才開始這樣的飲食法。我在高雄醫院治療很多異位性皮膚炎患者，大部分的人在飲食限醣後，症狀都獲得改善。

還有其他各種皮膚病患者，在飲食限醣後都顯示出很好的效果。

沒有生病的人也一樣，事實上爲了減重而開始限醣飲食的人，不只看到減重效果，也幾乎都感覺到皮膚變好了。

我每到冬天乾燥的季節，皮膚就會變得粗糙，但是開始限醣飲食後，皮膚在冬天還是很滋潤。

飲食限醣有讓血流暢通，皮膚跟著變好的效果。

# 頭髮變得更健康

飲食零醣類之後，連頭髮也看得到好處。**頭髮會變得強韌，更有彈性與光澤。**

女性原本分叉沒有光澤的頭髮會恢復健康，頭髮稀疏的男性則每根頭髮都變得強韌，而且髮量變多。

這也是血流順暢的結果。

頭髮的狀態跟血流有關係，毛血管會將營養送到製造頭髮的毛母細胞，**血流順暢，自然有足夠的營養被送達頭髮，頭髮自然健康。**

我們反覆提到飲食限醣使血流順暢，但是對人體來說，只是恢復原本的樣子罷了，反倒是血糖含量高的血流不正常，不是本來的樣子。

健康養生類節目經常播出血液流動的畫面，會檢查藝人的血液，有些人的血管呈現阻塞狀態，血流不順。血糖一多就會變成那種狀態，摸摸含糖飲料就知道，感覺很黏吧。葡萄糖等也是一樣，醣類就是有這種特質，所以血液會變得黏稠，流動變得不順暢，這樣說明大家應該都能懂。

而**限醣飲食可以改善血液的黏稠情形**。

無醣類的飲食生活，不只讓我們從易胖體質變成易瘦體質，也能讓血流順暢，爲我們找回肌膚與頭髮原本的美麗，爲全身健康帶來好處。

## 增加自癒力

藉由限醣飲食減重、恢復肌膚與頭髮的本來面目，這些是外在可以清楚看到的效果。在看不到的地方也會起變化，全身都能回復健康。

飲食減少醣類攝取，對人體的負擔比攝取大量醣類要少，給全身帶來好處。

人體有自癒力，生病或者受傷時，會擊退病源、修復傷口，一旦病源入侵，也有在它興風作浪前，予以消滅的免疫作用。

自癒力讓身體保持健康，但是**攝取大量醣類讓身體忙於消耗時，治癒力無法**

**置身事外，力量會被消耗分散。**

我們提到吃進醣類會分泌胰島素，這是會讓脂肪囤積體內的肥胖荷爾蒙，還有其他有損健康的影響。爲了不讓血糖激增，身體得做各種調整而變得相當忙碌，因爲負擔實在太大，**以至無暇維持健康。**

加上血流不暢通，治癒疾病與傷口的細胞很難被帶到身體虛弱處，不但沒有能力徹底治癒，也沒有辦法將有治癒效果的細胞送達。

**持續攝取大量醣類的生活，生病或者受傷後，會愈來愈難治癒。**

**飲食限醣得到的結果則會完全相反。**

**那是因為身體不需要耗費體力去做些不必要的事，血流也順暢的緣故，人的身體能發揮本來的作用，自癒力也會跟著增強。**

# 對各種疾病都有幫助的限醣飲食

飲食攝取大量醣類，人會很容易生病以及受傷。

這種說法並不誇張，攝取過多醣類的下場就是得到糖尿病。**糖尿病患者容易併發其他各種疾病，而且很難治癒，傷口也很難癒合**，這就是糖尿病可怕的地方。

爲什麼容易生病、受傷不容易好呢？原因就是先前提到的血流不通暢以及自癒力降低的緣故。

只要飲食少醣類，對疾病與受傷會更有抵抗力。因爲限醣飲食原本就是用來治療糖尿病的，只是慢慢才知道它對各種疾病也很有效。

比方說，現在已經知道**限醣飲食對**異位性皮膚炎、過敏性鼻炎、花粉症等**過敏性疾病也有效**，雖然不是每個人飲食限醣後都能痊癒，但是有相當多患者的症狀獲得減輕。

過敏跟免疫力、人體的自癒機制有很深的關連，少醣類飲食是增加自癒力的很好實例。

此外，據說胰島素增多將導致阿茲海默症的增加、癌症細胞愛吃血糖。

也就是說，飲食持續攝取過多醣類增加血糖，身體會大量分泌胰島素，這樣的生活讓人容易罹患阿茲海默症與癌症。**持續減少醣類攝取的飲食生活，能減少罹患阿茲海默症以及癌症的危險**。

所以少醣的飲食生活對健康的確大有幫助。

# 不會得到「減肥憂鬱症」

事實上，多醣的飲食生活不只影響身體健康，也會影響心理健康。

大家還記得之前提到的醣中毒嗎？醣類使血糖急速增加之後，大腦分泌血清素這個所謂的快樂物質，一旦養成習慣，就會像藥物中毒般，血糖一少就會不耐煩，這就是醣中毒。

在這種狀態下，怎麼能說心是健康的呢？

即使稱不上中毒，一般**以醣類為主的飲食生活，情緒比較不穩定**，吃了醣類之後血糖會增加，不吃醣類時血糖又容易不足，也就是說，葡萄糖量一下過高一下過低，上下起伏大。

**血糖多血清素增加，心情變好，血糖少就不開心**，這就是情緒不穩定。

有些人因爲太過不穩定，甚至被醫生診斷是自律神經失調或者憂鬱症。有人因爲減重限制熱量攝取而得到憂鬱症，都是同樣一件事情。

血糖不夠是因爲體內製造血糖的醣質新生作用減弱的緣故，經常從食物攝取醣類，過程中身體不需要製造葡萄糖，醣質新生作用就會慢慢減弱。如果又採取極端手段，連蛋白質的攝取量也不夠的話，醣質新生作用製造葡萄糖所需要的胺基酸就會不夠，更容易讓血糖不足。

但是**飲食限醣，血糖狀況穩定，精神也安定，自然不會得到「減肥憂鬱症」**。

# 神奇的抗老效果

抗老這個名詞最近很風行，就是要防止老化，**老化從血管開始**，血管一旦老化，身體功能便會減弱慢慢老去。所以抗老要防止血管老化。

**飲食限醣可以確實防止血管老化**，血管的危險信號有醫生經常用來參考的好膽固醇（高密度脂蛋白）值、中性脂肪值以及血液裡的葡萄糖值，持續限醣飲食之後，這些數值都有改善，血管不老化，所以身體也不容易老。

老化最可怕的就是癌症，**癌症似乎是老化的證據**。

身體的細胞會分裂增生，增生之後老化、死亡，再交棒給分裂增生出來的新細胞。老化之後細胞無法確實分裂，變得跟原來的細胞不一樣，就是癌細胞，所以癌症是老化的證據。

**血管老化，無法將身體細胞所需的物質確實送達後，異常分裂的情形會增加，所以容易罹患癌症**。

有研究指出，**過著傳統限醣飲食生活的印地安人，很少罹患這類老化引起的癌症**。研究的詳細內容在此略過不提，不過那可是一項大規模又嚴謹的研究。我認爲這些都是證明飲食限醣可以防止老化的好證據。

所以限醣也有助於抗老。

# 最自然的飲食才能帶來健康與美麗

我不是美容專家，不曾研究怎麼讓人變美，不過我是醫生，長年思考人的健康，我的結論是這樣的：

- 健康之本在於飲食，藥可以在飲食已經束手無策時吞服，最重要的是讓三餐自然無負擔。
- 對人來說，最自然又無負擔的飲食是少醣的飲食，長久以來人類的飲食一直是少醣類的，人體也配合發展出相應機制。

從糖尿病以及過敏性疾病經由限醣飲食獲得改善的事實，以及人體機制來看，我確信在醫學上也是說得通的。

飲食爲健康之本，美麗也是，最重要的不外乎飲食。**最沒有負擔的飲食最能讓人美麗**，少醣類的飲食不只有益健康，更有助於變美麗。

事實上，我看過太多人因爲限醣飲食改善了肥胖問題，也看到他們的皮膚與頭髮跟著變好，有些女性不但變苗條，身材比例也跟著變好。**腰圍當然變細了，而且胸部跟著變大**，這不是身體脂肪減少可以解釋的，應該說是身**體恢復本來的樣子**比較合理。

限醣飲食是對人最自然的飲食，希望讀者們都能夠藉由最自然的飲食，找回最自然的美麗。

## 第8章　總整理

- 飲食限醣讓血流變得順暢，皮膚與頭髮會恢復自然狀態。
- 醣類有阻礙血流的性質。
- 攝取醣類會使胰島素增加，對身體造成極大負擔，而無暇維持健康機制。
- 飲食限醣，自癒力會提高。
- 限醣飲食不只對肥胖及糖尿病有效，對預防過敏疾病、阿茲海默症、癌症等各種疾病也都有效。
- 醣類多的飲食生活讓血液裡的葡萄糖量不穩定，情緒會跟著不穩。
- 飲食限醣情緒得以穩定，不會得到減肥憂鬱症。
- 身體的老化從血管的老化開始，預防血管老化的限醣飲食有抗老效果。
- 限醣飲食是最自然且無負擔的飲食，對健康與美容也有效。

# 附錄表格

食品醣類含量

可以吃的食品

應避免的食品

京都の名医がおしえる「やせる食べ方」

# 食品醣類含量

在此將各食品的醣類含量做成表，所標示的是各食品一人份裡的醣類含量。（提供：日本高雄醫院營養管理課）

| 分類 | 食品名 | 常用量(g) | 熱量(kcal) | 醣類(g) | 大概量 | 備註 |
|---|---|---|---|---|---|---|
| 米 | 糙米 | 150 | 525 | 106.2 | 煮飯用量杯1杯 | |
| | 白米 | 160 | 570 | 122.6 | 煮飯用量杯1杯 | |
| | 胚芽米 | 150 | 531 | 111.0 | 煮飯用量杯1杯 | |
| 飯 | 糙米飯 | 150 | 248 | 51.3 | 飯碗1碗 | |
| | 白米飯 | 150 | 252 | 55.2 | 飯碗1碗 | |
| | 胚芽米飯 | 150 | 251 | 53.4 | 飯碗1碗 | |
| 粥 | 濃粥 | 220 | 156 | 34.3 | 飯碗1碗 | |
| | 稀粥 | 220 | 79 | 17.2 | 飯碗1碗 | |
| | 粥湯 | 200 | 42 | 9.4 | 飯碗1碗 | |
| | 糙米粥 | 220 | 154 | 32.1 | 飯碗1碗 | |
| 麻糬等 | 麻糬 | 50 | 118 | 24.8 | 1片 | |
| | 紅豆飯 | 120 | 227 | 48.8 | 飯碗1碗 | |
| | 米棒 | 90 | 189 | 41.2 | 1支 | |
| | 米粉 | 70 | 264 | 55.3 | 1人份 | |
| 麵包 | 長條吐司 | 60 | 158 | 26.6 | 6片裝的1片 | |
| | 法國麵包 | 30 | 84 | 16.4 | 1塊 | |
| | 雜糧麵包 | 30 | 79 | 14.1 | 1cm厚切片 | |
| | 葡萄麵包 | 60 | 161 | 29.3 | 1個 | |
| | 奶油捲 | 40 | 126 | 18.6 | 1個 | |
| | 可頌麵包 | 40 | 179 | 16.8 | 1個 | |
| | 英式馬芬蛋糕 | 65 | 148 | 25.7 | 1個 | |
| | 印度南餅 | 80 | 210 | 36.5 | 1片 | |

| 分類 | 食品名 | 常用量(g) | 熱量(kcal) | 醣類(g) | 大概量 | 備註 |
|---|---|---|---|---|---|---|
| 麵 | 烏龍麵（水煮） | 200 | 210 | 41.6 | 1球 | |
| | 麵線 | 50 | 178 | 35.1 | 1把 | |
| | 雞蛋麵（水煮） | 150 | 224 | 41.9 | 1球 | |
| | 蕎麥麵（水煮） | 150 | 198 | 36.0 | 1球 | 麵粉65% |
| | 通心粉（乾） | 10 | 38 | 7.0 | 沙拉1餐份 | |
| | 義大利麵（乾） | 80 | 302 | 55.6 | 1人份 | |
| 粉類等 | 水餃皮 | 5 | 15 | 2.7 | 1片 | |
| | 燒賣皮 | 3 | 9 | 1.7 | 1片 | |
| | 玉米片 | 25 | 95 | 20.3 | 1人份 | |
| | 蕎麥粉 | 50 | 181 | 32.7 | 1C=100g | |
| | 麵粉 | 9 | 33 | 6.6 | 1大匙 | 1小匙=3g、1C=110g |
| | 生麵筋 | 15 | 24 | 3.9 | 沙包球大小1個 | |
| | 烤麩 | 5 | 9 | 1.5 | 5小塊 | |
| | 麵包粉（乾） | 3 | 11 | 1.8 | 裹皮 | |
| | 米粉（上新粉） | 3 | 11 | 2.3 | 1小匙 | 1C=120g |
| | 糯米粉 | 11 | 41 | 8.7 | 1大匙 | 1C=120g |
| | 粗糯米粉 | 11 | 41 | 8.8 | 1大匙 | 1C=120g |
| 薯類 | 洋姜 | 50 | 18 | 6.6 | | |
| | 蒟蒻 | 50 | 3 | 0.0 | 關東煮1餐份 | 1塊約250g |
| | 番薯 | 60 | 79 | 17.5 | 1/3～1/4個 | 1個約200～250g |
| | 檳榔芋 | 50 | 29 | 5.4 | 中型1個約50g | |
| | 馬鈴薯 | 60 | 46 | 9.8 | 1/3個 | 1個約150～200g |
| | 炸薯條 | 50 | 119 | 14.7 | | |
| | 山藥 | 50 | 33 | 6.5 | 1/5個 | 手掌大250g |
| | 塊狀山藥 | 50 | 62 | 12.3 | | |
| | 野生山藥 | 50 | 61 | 12.4 | | |
| | 葛粉 | 20 | 69 | 17.1 | 1小匙=3g | 1大匙=7g、1C=90g |
| | 番薯粉（馬鈴薯澱粉） | 3 | 10 | 2.4 | 1小匙=3g | 1大匙=10g、1C=120g |

| 分類 | 食品名 | 常用量(g) | 熱量(kcal) | 醣類(g) | 大概量 | 備註 |
|---|---|---|---|---|---|---|
| 薯類 | 玉米粉 | 3 | 11 | 2.6 | 1小匙=3g | 1大匙=7g、1C=90g |
| | 葛根涼粉（乾） | 15 | 53 | 13.0 | 火鍋1餐份 | |
| | 綠豆冬粉 | 10 | 35 | 8.1 | 涼拌菜1餐份 | |
| | 冬粉 | 10 | 34 | 8.3 | 涼拌菜1餐份 | |
| 豆類 | 紅豆（乾） | 10 | 34 | 4.1 | | 1C=130～150g |
| | 四季豆（乾） | 10 | 33 | 3.9 | | 1C=160g |
| | 豌豆（水煮） | 30 | 44 | 5.3 | | 1C=100g |
| | 蠶豆（乾） | 20 | 70 | 9.3 | | |
| | 黃豆（乾） | 10 | 42 | 1.1 | 38粒 | 1C=130～150g |
| | 黃豆（水煮） | 50 | 90 | 1.4 | | |
| | 熟黃豆粉 | 6 | 26 | 1.0 | 1大匙=6g | |
| | 傳統豆腐 | 100 | 72 | 1.2 | 1/2～1/3塊 | 1塊=200～300g |
| | 嫩豆腐 | 100 | 56 | 1.7 | 1/2～1/3塊 | 1塊=200～300g |
| | 烤豆腐 | 50 | 44 | 0.3 | 1/3～1/5塊 | 1塊=150～250g |
| | 油豆腐 | 50 | 75 | 0.1 | 1/2塊 | 1塊=120～140g |
| | 油豆腐包 | 30 | 116 | 0.4 | 1片 | |
| | 炸豆腐餅 | 30 | 68 | 0.1 | 1片 | |
| | 凍豆腐 | 20 | 106 | 0.8 | 1片 | |
| | 整粒納豆 | 50 | 100 | 2.7 | 1盒 | |
| | 碎納豆 | 50 | 97 | 2.3 | 1盒 | |
| | 豆渣 | 40 | 44 | 0.9 | 炒豆渣1人份 | |
| | 豆漿 | 180 | 83 | 5.2 | 1盒 | |
| | 豆皮 | 20 | 46 | 0.7 | | |
| | 乾豆皮 | 5 | 26 | 0.3 | 煮成湯1人份 | |
| | 印尼天貝 | 20 | 40 | 1.0 | 1片 | |
| 堅果類 | 杏仁果（乾） | 50 | 299 | 4.7 | 35粒 | 10粒=約15g |
| | 杏仁果（炸過調味） | 50 | 303 | 5.2 | 35粒 | 10粒=約15g |
| | 腰果（炸過調味） | 30 | 173 | 6.0 | 20粒 | 10粒=約15g |

| 分類 | 食品名 | 常用量(g) | 熱量(kcal) | 醣類(g) | 大概量 | 備註 |
|---|---|---|---|---|---|---|
| 堅果類 | 南瓜子（炒過調味） | 50 | 287 | 2.4 | | |
| | 銀杏（新鮮） | 15 | 28 | 5.5 | 1粒 | |
| | 銀杏（水煮） | 10 | 17 | 3.2 | 1粒 | |
| | 栗子（新鮮） | 20 | 33 | 6.5 | 1個 | 1個=約15～30g |
| | 栗子（炒過） | 6 | 40 | 0.3 | 1個 | 1個=約6g |
| | 椰奶 | 50 | 75 | 1.3 | 1/4C | |
| | 芝麻（新鮮） | 3 | 17 | 0.2 | 1小匙 | 1小匙=3g、1大匙=10g、1C=120g |
| | 芝麻（炒過） | 3 | 18 | 0.2 | 1小匙 | |
| | 開心果（炒過調味） | 40 | 246 | 4.7 | 8個 | 1個=約5～6g |
| | 葵瓜子（炸過調味） | 40 | 244 | 4.1 | | |
| | 榛果（炸過調味） | 40 | 274 | 2.6 | | |
| | 夏威夷豆（炒過調味） | 50 | 360 | 3.0 | | |
| | 松子（炒過） | 40 | 276 | 0.5 | | |
| | 落花生（炒過） | 40 | 234 | 5.0 | | 1C=110g |
| | 奶油花生 | 40 | 237 | 4.5 | 40粒 | 1C=125g |
| | 花生醬 | 17 | 109 | 2.4 | | 1大匙=17g |
| 蔬菜類 | 細香蔥 | 5 | 2 | 0.1 | 配料1餐份 | 1把=40g |
| | 明日葉 | 10 | 3 | 0.1 | 1莖 | 1把=180g |
| | 蘆筍 | 30 | 7 | 0.6 | 粗的1根 | |
| | 白蘆筍（水煮罐頭） | 15 | 3 | 0.4 | 1根 | |
| | 四季豆 | 50 | 12 | 1.4 | 涼拌菜1餐份 | |
| | 食用土當歸 | 20 | 4 | 0.6 | 做湯1餐份 | 50cm=約200g |
| | 毛豆 | 50 | 68 | 1.9 | 1餐份 | |
| | 豌豆莢 | 20 | 7 | 0.9 | 點綴 | 1莢=3g |

| 分類 | 食品名 | 常用量(g) | 熱量(kcal) | 醣類(g) | 大概量 | 備註 |
|---|---|---|---|---|---|---|
| 蔬菜類 | 甜脆豌豆 | 50 | 22 | 3.7 | 點綴 | 1根=10g |
| | 豌豆仁 | 5 | 5 | 0.4 | 10粒 | |
| | 岡羊棲菜 | 60 | 10 | 0.5 | 1餐份 | |
| | 秋葵 | 20 | 6 | 0.3 | 2根 | |
| | 蕪菁葉 | 80 | 16 | 0.8 | 1小個 | |
| | 蕪菁根 | 50 | 10 | 1.6 | 1小個 | |
| | 西洋南瓜 | 50 | 46 | 8.6 | 5cm立方1塊 | 1顆=1～1.5kg |
| | 芥菜 | 35 | 9 | 0.4 | 1株= 35g | |
| | 白花椰菜 | 80 | 22 | 1.8 | 沙拉1餐份 | 1個=350～500g |
| | 葫蘆乾 | 5 | 13 | 1.9 | | |
| | 高麗菜 | 50 | 12 | 1.7 | 中型1葉 | 中型1顆=約1kg |
| | 小黃瓜 | 70 | 10 | 1.3 | 1/2根 | 中型1根=150～220g |
| | 慈姑 | 20 | 25 | 4.8 | 1個 | |
| | 牛蒡 | 50 | 33 | 4.9 | 1/3根 | 中型1根=150～200g |
| | 小松菜 | 80 | 11 | 0.4 | 涼拌菜1人份 | |
| | 甜椒 | 4 | 1 | 0.1 | 1根 | |
| | 紫蘇 | 1 | 0 | 0.0 | 1片 | |
| | 茼蒿 | 15 | 3 | 0.1 | 1根 | 1把100g |
| | 蓴菜（水煮罐頭） | 5 | 0 | 0.0 | 做湯1人份 | |
| | 薑 | 10 | 3 | 0.5 | 1塊 | 拇指大=15g |
| | 甜漬薑 | 5 | 3 | 0.5 | 點綴 | |
| | 白瓜 | 100 | 15 | 2.1 | 1/2個 | 1個=約200g |
| | 芋莖 | 80 | 13 | 2.0 | 滷菜1餐份 | 1根=50g |
| | 節瓜 | 100 | 14 | 1.5 | 1/2根 | 1根200g |
| | 水芹菜 | 15 | 3 | 0.1 | 1株 | |
| | 芹菜 | 50 | 8 | 0.9 | 1根 | |
| | 燙紫萁 | 50 | 11 | 0.3 | 滷菜1餐份 | |
| | 青蠶豆 | 15 | 16 | 1.9 | 中型1個 | |
| | 蘿蔔纓 | 5 | 1 | 0.1 | 1餐份 | |

| 分類 | 食品名 | 常用量(g) | 熱量(kcal) | 醣類(g) | 大概量 | 備註 |
|---|---|---|---|---|---|---|
| 蔬菜類 | 白蘿蔔葉 | 30 | 8 | 0.4 | | |
| | 白蘿蔔 | 100 | 18 | 2.7 | 滷菜1餐份 | 中型1根=800g～1kg |
| | 蘿蔔乾 | 10 | 28 | 4.7 | 滷菜1餐份 | |
| | 水煮竹筍 | 50 | 15 | 1.1 | 滷菜1餐份 | 中型1根=350g |
| | 洋蔥 | 100 | 37 | 7.2 | 滷菜1餐份 | 中型1個=200g |
| | 楤木芽苗 | 30 | 8 | 0.0 | 3個 | |
| | 青江菜 | 100 | 9 | 0.8 | 1株 | |
| | 冬瓜 | 100 | 16 | 2.5 | 滷菜1餐份 | 1個=約7.5kg |
| | 玉米 | 80 | 74 | 11.0 | 1/2根 | 1根=100～150g |
| | 番茄 | 150 | 29 | 5.6 | 中型1個 | |
| | 小番茄 | 10 | 3 | 0.6 | 1個 | |
| | 整粒番茄罐頭 | 100 | 20 | 3.1 | 約1/2罐（固體量） | |
| | 番茄汁 | 180 | 31 | 5.9 | 半杯 | |
| | 茄子 | 80 | 18 | 2.3 | 滷菜1餐份 | |
| | 油菜花 | 50 | 17 | 0.8 | 涼拌菜1餐份 | |
| | 苦瓜 | 60 | 10 | 0.8 | 1/2根 | |
| | 韭菜 | 100 | 21 | 1.3 | 1把 | |
| | 紅蘿蔔 | 30 | 11 | 1.9 | 滷菜1餐份 | 中型1根=200g |
| | 金時紅蘿蔔 | 30 | 13 | 1.7 | 滷菜1餐份 | 中型1根=200g |
| | 大蒜 | 7 | 9 | 1.4 | 1瓣 | |
| | 蒜苗 | 50 | 23 | 3.4 | 1/2把 | |
| | 大蔥 | 50 | 14 | 2.5 | 滷菜1餐份 | |
| | 葉蔥 | 5 | 2 | 0.2 | 配料1餐份 | |
| | 白菜 | 100 | 14 | 1.9 | 葉子1片 | |
| | 西洋芹 | 1 | 0 | 0.0 | 配菜1餐份 | 1根=10g |
| | 青椒 | 30 | 7 | 0.8 | 中1個 | |
| | 紅椒 | 75 | 23 | 4.2 | 1/2個 | 1個=150g |
| | 黃椒 | 75 | 20 | 4.0 | 1/2個 | 1個=150g |
| | 款冬 | 25 | 3 | 0.4 | 小型1根 | |

| 分類 | 食品名 | 常用量(g) | 熱量(kcal) | 醣類(g) | 大概量 | 備註 |
|---|---|---|---|---|---|---|
| 蔬菜類 | 綠花椰菜 | 50 | 17 | 0.4 | 配菜1餐份 | |
| | 菠菜 | 80 | 16 | 0.2 | 涼拌菜1餐份 | |
| | 鴨兒芹 | 5 | 1 | 0.1 | 5根 | 1把=50g |
| | 茗姜 | 10 | 1 | 0.1 | 1個 | |
| | 綠豆芽 | 40 | 6 | 0.5 | 配菜1餐份 | |
| | 黃豆芽 | 40 | 15 | 0.0 | 配菜1餐份 | |
| | 山麻 | 110 | 42 | 0.4 | 1袋 | |
| | 百合根 | 10 | 13 | 2.3 | 1瓣 | |
| | 萵苣 | 20 | 2 | 0.3 | 配菜1餐份 | |
| | 葉萵苣 | 6 | 1 | 0.0 | 1片 | |
| | 彩色皺葉萵苣 | 15 | 2 | 0.2 | 1片 | |
| | 蓮藕 | 30 | 20 | 4.1 | 滷菜1餐份 | |
| | 分蔥 | 50 | 15 | 2.3 | 淋上芝麻味噌醬1餐份 | |
| | 歐洲蕨 | 50 | 11 | 0.2 | 滷菜1餐份 | |
| 醃漬物 | 梅子 | 10 | 10 | 1.4 | 1個 | |
| | 榨菜（鹽漬） | 10 | 2 | 0.0 | 1盤1餐份 | |
| | 醃蘿蔔乾 | 20 | 13 | 2.3 | 2片 | |
| | 酒糟蘿蔔乾 | 20 | 37 | 8.2 | 2片 | |
| | 米麴蘿蔔乾 | 20 | 11 | 2.4 | 2片 | |
| | 醃芥菜 | 20 | 7 | 0.4 | 2片 | |
| | 醃雪裡紅 | 20 | 5 | 0.5 | 2片 | |
| | 泡菜 | 20 | 9 | 1.0 | 2片 | |
| 水果類 | 酪梨 | 100 | 187 | 0.9 | 1個 | |
| | 草莓 | 75 | 26 | 5.3 | 5粒 | |
| | 無花果 | 50 | 27 | 6.2 | 1個 | |
| | 伊予柑 | 60 | 28 | 6.4 | 1/4個 | 1個=約250g |
| | 溫州蜜柑 | 100 | 46 | 11.0 | 1個 | |
| | 臍橙 | 100 | 46 | 10.8 | 1/2個 | |
| | 柿子 | 100 | 60 | 14.3 | 1/2個 | |

| 分類 | 食品名 | 常用量(g) | 熱量(kcal) | 醣類(g) | 大概量 | 備註 |
|---|---|---|---|---|---|---|
| 水果類 | 檬柑汁 | 5 | 1 | 0.4 | 1小匙 | |
| | 奇異果 | 120 | 64 | 13.2 | 1個 | |
| | 金桔 | 10 | 7 | 1.3 | 1個 | |
| | 葡萄柚 | 200 | 76 | 18.0 | 1/2個 | |
| | 櫻桃（日本產） | 60 | 36 | 8.4 | 10粒 | |
| | 西瓜 | 180 | 67 | 16.6 | 1/32個 | |
| | 醋橘汁 | 5 | 1 | 0.3 | 1小匙 | |
| | 梨 | 120 | 52 | 12.5 | 中型1/2個 | |
| | 西洋梨 | 120 | 65 | 15.0 | 中型1/2個 | |
| | 夏橙 | 200 | 80 | 17.6 | 中型1/2個 | |
| | 鳳梨 | 180 | 92 | 21.4 | 1個=約3kg | |
| | 八朔蜜柑 | 130 | 59 | 13.0 | 中型1/2個 | |
| | 香蕉 | 170 | 146 | 36.4 | 1根 | |
| | 木瓜 | 125 | 48 | 9.1 | 中型1/2個 | |
| | 枇杷 | 40 | 16 | 3.6 | 1個 | |
| | 葡萄 | 60 | 35 | 9.1 | 1/2～1/3串 | |
| | 哈密瓜 | 200 | 84 | 19.8 | 1/4個 | 1個=約800g |
| | 水蜜桃 | 150 | 60 | 13.4 | 1個 | |
| | 香柚汁 | 5 | 1 | 0.3 | 1小匙 | |
| | 荔枝 | 30 | 19 | 4.7 | 1個 | |
| | 萊姆汁 | 5 | 1 | 0.5 | 1小匙 | |
| | 蘋果 | 100 | 54 | 13.1 | 1/2個 | |
| | 檸檬 | 50 | 27 | 3.8 | 1/2個 | |
| | 檸檬汁 | 5 | 1 | 0.4 | 1小匙 | |
| 菇類 | 金針菇 | 20 | 4 | 0.7 | 做成湯1餐份 | |
| | 木耳（乾） | 1 | 2 | 0.1 | 1片 | |
| | 新鮮香菇 | 20 | 4 | 0.3 | 1個 | |
| | 乾燥香菇 | 3 | 5 | 0.7 | 1個 | |
| | 本菇 | 20 | 3 | 0.2 | 做成湯1餐份 | |

| 分類 | 食品名 | 常用量(g) | 熱量(kcal) | 醣類(g) | 大概量 | 備註 |
|---|---|---|---|---|---|---|
| 菇類 | 滑菇 | 10 | 2 | 0.2 | 做成湯1餐份 | |
| | 杏鮑菇 | 20 | 5 | 0.6 | 1根 | |
| | 蠔菇 | 10 | 2 | 0.4 | 1片 | |
| | 舞菇 | 20 | 3 | 0.0 | 做成湯1餐份 | |
| | 蘑菇 | 10 | 1 | 0.0 | 1個 | |
| | 水煮蘑菇罐頭 | 10 | 1 | 0.0 | 1個 | |
| | 松茸 | 30 | 7 | 1.1 | 中型1根 | |
| 藻類 | 墨角藻 | 10 | 14 | 0.8 | 滷菜1餐份 | |
| | 烤海苔 | 2 | 4 | 0.2 | 1片 | |
| | 調味海苔 | 2 | 4 | 0.3 | 1包 | |
| | 羊棲菜 | 10 | 14 | 1.3 | 滷菜1餐份 | |
| | 乾燥裙帶菜 | 2 | 3 | 0.1 | 醋醃菜1餐份 | |
| | 新鮮裙帶菜 | 20 | 3 | 0.4 | 醋醃菜1餐份 | |
| | 昆布 | 3 | 3 | 0.2 | 滷菜1餐份 | |
| | 醋醃昆布 | 2 | 2 | 0.4 | 1餐份 | |
| | 寒天條 | 50 | 1 | 0.0 | 1餐份 | |
| | 角寒天 | 10 | 15 | 0.0 | 1根 | |
| | 裙帶菜根 | 50 | 6 | 0.0 | 1餐份 | |
| | 海蘊 | 50 | 2 | 0.0 | 1餐份 | |
| 奶類 | 牛奶 | 200 | 134 | 9.6 | 1瓶 | |
| | 低脂奶 | 200 | 92 | 11.0 | 1盒 | |
| | 鮮奶油（動物性） | 100 | 433 | 3.1 | 1/2盒 | |
| | 鮮奶油（植物性） | 5 | 20 | 0.1 | 奶球1個 | |
| | 全脂無糖優格 | 100 | 62 | 4.9 | 1餐份 | |
| | 加工起司 | 20 | 68 | 0.3 | 6塊裝的1塊 | |
| | 鄉村起司 | 20 | 21 | 0.4 | 2大塊 | |
| | 白霉起司 | 20 | 62 | 0.2 | 1小塊 | |
| | 奶油起司 | 20 | 69 | 0.5 | 1小塊 | |

| 分類 | 食品名 | 常用量(g) | 熱量(kcal) | 醣類(g) | 大概量 | 備註 |
|---|---|---|---|---|---|---|
| 調味料 | 伍斯特醬 | 5 | 6 | 1.3 | 1小匙 | 1大匙=16g |
| | 中濃炸豬排醬 | 5 | 7 | 1.5 | 1小匙 | 1大匙=16g |
| | 濃厚炸豬排醬 | 5 | 7 | 1.5 | 1小匙 | 1大匙=16g |
| | 豆瓣醬 | 2 | 1 | 0.1 | 1/2小匙 | |
| | 濃色醬油 | 6 | 4 | 0.6 | 1小匙 | 1大匙=18g |
| | 淡色醬油 | 6 | 3 | 0.5 | 1小匙 | 1大匙=18g |
| | 純黃豆醬油 | 6 | 7 | 1.0 | 1小匙 | 1大匙=18g |
| | 雞湯塊 | 2 | 5 | 0.8 | 1餐份用量 | |
| | 濃縮調味顆粒 | 2 | 4 | 0.6 | 1餐份用量 | |
| | 未稀釋蕎麥麵醬汁 | 100 | 44 | 8.7 | 1餐份 | |
| | 蠔油 | 5 | 5 | 0.9 | 1小匙 | |
| | 番茄糊 | 5 | 2 | 0.4 | 1小匙 | 1大匙=15g |
| | 番茄膏 | 5 | 4 | 0.9 | 1小匙 | |
| | 番茄醬 | 5 | 6 | 1.3 | 1小匙 | 1大匙=15g |
| | 無油和風醬 | 15 | 12 | 2.4 | 1大匙 | 1小匙=5g |
| | 法式沙拉醬 | 15 | 61 | 0.9 | 1大匙 | 1小匙=5g |
| | 千島醬 | 14 | 58 | 1.2 | 1大匙 | 1小匙=5g |
| | 美乃滋 | 14 | 98 | 0.6 | 1大匙 | 1小匙=5g |
| | 甜味噌 | 18 | 39 | 5.8 | 1大匙 | |
| | 淡色辣味噌 | 18 | 35 | 3.1 | 1大匙 | |
| | 紅色辣味噌 | 18 | 33 | 3.1 | 1大匙 | |
| | 咖哩塊 | 25 | 128 | 10.3 | 1人份 | |
| | 牛肉飯醬 | 25 | 128 | 11.3 | 1人份 | |
| | 酒粕 | 20 | 45 | 3.7 | 1餐份 | |
| | 穀物醋 | 5 | 1 | 0.1 | 1小匙 | 1大匙=16g |
| | 米醋 | 5 | 2 | 0.4 | 1小匙 | 1大匙=16g |
| | 葡萄醋 | 5 | 1 | 0.1 | 1小匙 | 1大匙=16g |
| | 蘋果醋 | 5 | 1 | 0.1 | 1小匙 | 1大匙=16g |
| | 味霖 | 6 | 14 | 2.6 | 1小匙 | |

| 分類 | 食品名 | 常用量(g) | 熱量(kcal) | 醣類(g) | 大概量 | 備註 |
|---|---|---|---|---|---|---|
| 嗜好飲品 | 日本清酒 | 180 | 193 | 8.1 | 180ml | |
| | 啤酒 | 350 | 140 | 10.9 | 1中杯 | |
| | 啤酒風味氣泡酒 | 350 | 158 | 12.6 | 1中杯 | |
| | 白葡萄酒 | 60 | 44 | 1.2 | 葡萄酒杯1杯 | |
| | 紅葡萄酒 | 60 | 44 | 0.9 | 葡萄酒杯1杯 | |
| | 玫瑰紅酒 | 60 | 46 | 2.4 | 葡萄酒杯1杯 | |
| | 紹興酒 | 50 | 64 | 2.6 | | |
| | 連續蒸餾酒 | 180 | 371 | 0.0 | 180ml | |
| | 單次蒸餾酒 | 180 | 263 | 0.0 | 180ml | |
| | 威士忌 | 100 | 237 | 0.0 | | |
| | 白蘭地 | 100 | 237 | 0.0 | | |
| | 伏特加 | 100 | 240 | 0.0 | | |
| | 琴酒 | 100 | 284 | 0.1 | | |
| | 梅酒 | 50 | 78 | 10.4 | 葡萄酒杯1杯 | |
| 肉類 | 牛、豬、雞 | 100 | | 0.1～0.7 | | |
| | 牛肝 | 50 | 66 | 1.9 | | |
| | 豬肝 | 50 | 64 | 1.3 | | |
| | 牛肉罐頭 | 50 | 102 | 0.9 | | |
| | 牛肉乾 | 10 | 32 | 0.6 | | |
| | 腿肉火腿 | 20 | 24 | 0.4 | 1片 | |
| | 里肌火腿 | 20 | 39 | 0.3 | 1片 | |
| | 培根 | 20 | 81 | 0.1 | 1小塊 | |
| | 火腿腸 | 20 | 64 | 0.6 | 1根 | |
| | 義大利臘腸 | 20 | 99 | 0.4 | 5薄片 | |
| | 法蘭克福香腸 | 150 | 447 | 9.3 | 1根 | |
| | 香腸 | 16 | 43 | 0.8 | 1根 | |
| | 叉燒 | 50 | 86 | 2.6 | 1餐份 | |
| 蛋類 | 雞蛋 | 50 | 76 | 0.2 | 1顆 | |

| 分類 | 食品名 | 常用量(g) | 熱量(kcal) | 醣類(g) | 大概量 | 備註 |
|---|---|---|---|---|---|---|
| 魚貝類 | 魚類 | 100 | | 0.1～0.6 | 1小塊 | |
| | 血蛤 | 20 | 15 | 0.7 | 剝下的肉1個=20g | 丟棄75% |
| | 鮑魚 | 125 | 91 | 5.0 | 1個=250～300g | 丟棄55% |
| | 油漬沙丁魚 | 110 | 395 | 1.2 | 1罐 | |
| | 蚵 | 50 | 30 | 2.4 | 剝下的肉1個=10g | |
| | 日本鳥尾蛤 | 30 | 26 | 2.1 | 1個 | |
| | 干貝柱 | 30 | 29 | 1.5 | 1個 | |
| | 魷魚 | 100 | 88 | 0.2 | 1杯量 | |
| | 乾燥魷魚 | 30 | 100 | 0.1 | 零嘴1餐份 | |
| | 水煮章魚 | 50 | 50 | 0.1 | 1餐份 | |
| | 海膽 | 30 | 36 | 1.0 | 1餐份 | |
| 魚肉加工品 | 蒸魚板 | 20 | 19 | 1.9 | 1cm | 1根=100g |
| | 烤竹輪 | 25 | 30 | 3.4 | 1小根 | |
| | 厚魚板 | 25 | 60 | 2.9 | 1/2片 | 大1片=120g |
| | 炸魚板 | 25 | 65 | 3.5 | 1個 | |

| | |
|---|---|
| 肉類 | 牛肉、豬肉、雞肉、羊肉、其他肉類<br>加工品（火腿、培根、香腸、牛肉罐頭） |
| 魚貝類 | 魚類、貝類、蝦、蟹、章魚、花枝、水煮罐頭、油漬罐頭 |
| 乳製品 | 起司、鮮奶油（無糖）、奶油 |
| 蛋 | 雞蛋、鵪鶉蛋 |
| 豆類 | 黃豆（水煮）、黃豆製品（豆腐、油豆腐、豆皮、納豆、豆渣） |
| 蔬菜類 | 細香蔥、茼蒿、韭菜、綠蘆筍、薑、蔥、白蘆筍、芋莖、雪裡紅、四季豆、水芹菜、白菜、食用土當歸、芹菜、西洋芹、毛豆、紫萁、青椒、豌豆莢、蘿蔔纓、款冬、甜脆豌豆、白蘿蔔、綠花椰菜、秋葵、竹筍、菠菜、蕪菁、洋蔥、鴨兒芹、白花椰菜、青江菜、茗姜、高麗菜、洛葵、豆芽菜、小黃瓜、冬瓜、山麻、牛蒡、番茄、萵苣、小松菜、小番茄、葉萵苣、甜椒、茄子、分蔥、紫蘇、油菜花、歐洲蕨、番茄汁 |
| 堅果類 | 南瓜子、核桃、松子、芝麻 |

| | |
|---|---|
| **菇類** | 金針菇、木耳、香菇、本菇、滑菇、杏鮑菇、蠔菇、舞菇、蘑菇、松茸 |
| **藻類** | 墨角藻、海苔、羊棲菜、裙帶菜、昆布、寒天、寒天條 |
| **調味料** | 醬油、味噌（白味噌以外）、鹽、醋、美乃滋、辛香料 |
| **油脂類** | 橄欖油、麻油、奶油、豬油、牛油 |
| **嗜好飲品** | 蒸餾酒、威士忌、白蘭地、伏特加、琴酒、萊姆酒、無醣啤酒風味發泡酒、日本清酒、無糖咖啡、紅茶 |
| **穀類** | |
| **薯類** | 蒟蒻 |
| **水果類** | 酪梨 |
| **零食類** | |

| | |
|---|---|
| 肉類 | 調味罐頭 |
| 魚貝類 | 魚漿產品（魚板、竹輪等）△、醬油砂糖熬煮類、調味罐頭 |
| 乳製品 | 牛奶、優格（無糖）△、優格（加糖） |
| 蛋 | |
| 豆類 | 黃豆（炒過）△、熟黃豆粉△、紅豆、四季豆（大紅豆、長鶉豆等） |
| 蔬菜類 | 南瓜、慈姑、蠶豆、玉米、百合根、蓮藕、紅蘿蔔△、甜醋漬泡菜、紅蘿蔔汁 |
| 堅果類 | 杏仁果△、銀杏、栗子、七葉樹籽、蓮子、落花生△、花生醬、開心果△、葵花子△、夏威夷豆△、腰果△ |
| 菇類 | |
| 藻類 | 醬油砂糖熬煮類（醬油砂糖熬煮海苔等） |

| | |
|---|---|
| **調味料** | 伍斯特醬、炸豬排醬、甜味噌（白味噌）、雞湯塊△、濃縮調味顆粒△、酒粕、蠔油、番茄醬、辣椒醬、咖哩塊、牛肉飯醬、奶油燉菜塊、烤肉醬、香醋橘醬、砂糖、蜂蜜、味霖 |
| **油脂類** | 含亞麻油酸的油△、人造奶油 |
| **嗜好飲品** | 日本清酒、啤酒、啤酒風味發泡酒、葡萄酒（紅酒是△）、紹興酒、梅酒、白葡萄酒 |
| **穀類** | 米（飯、稀飯、麻糬）、小麥（麵包類、麵類、麵粉、水餃等的皮）、蕎麥、玉米脆片、玉米粉、米粉 |
| **薯類** | 番薯、檳榔芋、馬鈴薯、葛粉、葛粉條、番薯粉、冬粉、馬鈴薯麵、山藥△ |
| **水果類** | 草莓△、夏柑△、木瓜△、枇杷△、水蜜桃△等醣類含量多的水果、水果乾、罐頭水果、果汁類 |
| **零食類** | 含糖甜點（西點、日式甜點、果凍、冰淇淋等）、零食點心（洋芋片等）、米果（乾炒麻薯等）、飲料（也包括100%果汁、運動飲料等） |

△指應少量攝取的食品

Beautiful Life 68

# 京都名醫的吃到飽減重法【暢銷改版】

原著書名 / 京都の名医がおしえる「やせる食べ方」
原出版社 / 株式会社東洋経済新報社
作者 / 江部康二
譯者 / 朱麗眞
企劃選書 / 劉枚瑛
責任編輯 / 劉枚瑛

版權 / 黃淑敏、翁靜如、邱珮芸
行銷業務 / 莊英傑、黃崇華、李麗渟
總編輯 / 何宜珍
總經理 / 彭之琬
事業群總經理 / 黃淑貞
法律顧問 / 元禾法律事務所 王子文律師
出版 / 商周出版
台北市104中山區民生東路二段141號9樓
電話：(02) 2500-7008 傳眞：(02) 2500-7759
E-mail：bwp.service@cite.com.tw
Blog：http://bwp25007008.pixnet.net./blog
發行 / 英屬蓋曼群島商家庭傳媒股份有限公司城邦分公司
台北市104中山區民生東路二段141號2樓
書虫客服專線：(02)2500-7718、(02) 2500-7719
服務時間：週一至週五上午09:30-12:00；下午13:30-17:00
24小時傳眞專線：(02) 2500-1990；(02) 2500-1991
劃撥帳號：19863813 戶名：書虫股份有限公司
讀者服務信箱：service@readingclub.com.tw
城邦讀書花園：www.cite.com.tw
香港發行所 / 城邦（香港）出版集團有限公司
香港灣仔駱克道193號超商業中心1樓
電話：(852) 25086231傳眞：(852) 25789337
E-mailL：hkcite@biznetvigator.com
馬新發行所 / 城邦(馬新)出版集團【Cité (M) Sdn. Bhd】
41, Jalan Radin Anum, Bandar Baru Sri Petaling, 57000 Kuala Lumpur, Malaysia.
電話：(603)90578822 傳眞：(603)90576622 E-mail：cite@cite.com.my

美術設計 / COPY
印刷 / 卡樂彩色製版有限公司
經銷商 / 聯合發行股份有限公司 電話：(02)2917-8022 傳眞：(02)2911-0053

2011年（民100）5月初版
2019年（民108）7月4日2版
定價320元 Printed in Taiwan
ISBN 978-986-477-668-9  城邦讀書花園 www.cite.com.tw



國家圖書館出版品預行編目

京都名醫的吃到飽減重法【暢銷改版】/ 江部康二著；朱麗眞譯. -- 2版. -- 臺北市：
商周出版：家庭傳媒城邦分公司發行, 民108.07 200面；14.8×21公分. -- (Beautiful life；68)
譯自：京都の名医がおしえる「やせる食べ方」
ISBN 978-986-477-668-9(平裝) 1.減重 2.健康飲食 411.94 108007434

Beautiful Life

Beautiful Life